글 배정원 (행복한성문화센터)

이화여자대학교 대학원에서 보건학 과정을 수료, 인제대학교 대학원에서 보건학 박사 학위를 받았습니다. 명지대학교 인문학 학사, 중앙대학교 언론학 석사이며, 인문학, 사회학, 보건학을 두루 공부한 성 인문학자로서 건강한 성과 좋은 관계를 알려주는 성교육·성 상담 전문가로 25년 넘게 일하고 있습니다.

(사)청소년을 위한 내일여성센터 상담부장, 경향신문 미디어칸 성문화센터 소장, 연세성건강센터 소장, 대한성학회 회장, 한국양성평등교육진흥원 초빙교수, 국방부 소통전문위원 등을 거쳤고 현재 행복한성문화센터 대표, 세종대학교 겸임교수, 대한성학회 명예회장입니다.

한 개인이 자기 몸과 마음을 잘 관리하고, 타인을 존중하고 좋은 관계를 맺으며, 주도적으로 행복한 삶을 살아갈 수 있도록 연구와 상담, 강의를 하고 있습니다. MBC《일타강사》, tvN《유 퀴즈 온 더 블록》출연을 포함, 신문·방송 등 다수의 언론 매체에서 성 전문 패널이자 칼럼니스트로도 활약 중입니다.

펴낸 책으로는 『배정원의 사랑학 수업』, 『배정원 교수의 십 대를 위한 자존감 성교육』, 『명화 속 성 심리』 등이 있습니다.

글 전판교

2000년 만화가로 데뷔한 후, 어린이를 위한 만화 스토리를 쓰고 있습니다. 어린이의 정서와 눈높이에 맞춘 재미있는 스토리 속에 필수 상식과 학습 등의 유익함을 주고자 연구하고 있습니다.

그동안 쓴 책으로 『우리들의 MBTI 1: 성격 유형』, 『레벨업 카카오프렌즈 속담』, 『쿠키런 킹덤 전설의 언어술사』 시리즈, 『잠뜰TV 스틸하트: AI 로봇 VS 인간』 등이 있습니다.

그림 소윤

2016년에 웹툰 『그림자 밟기』를 연재했습니다.
그린 책으로는 『우리들의 MBTI』 시리즈(전 5권) 등이 있습니다.

우리들의 사춘기

❸ 마음 X 자존감 X 꿈

우리들의 사춘기
❸ 마음 X 자존감 X 꿈

초판 1쇄 발행 2025년 3월 11일
초판 4쇄 발행 2025년 11월 10일

글 배정원(행복한성문화센터)·전판교 **그림** 소윤

펴낸이 김선식
펴낸곳 다산북스

부사장 김은영
어린이사업부총괄이사 이유남
책임편집 윤보황 **디자인** 이정아 **책임마케터** 김희연
어린이콘텐츠사업2팀장 이지양 **어린이콘텐츠사업2팀** 이정아 류지민 박민아
어린이마케팅본부장 최민용 **어린이마케팅1팀** 안호성 이예주 김희연 **기획마케팅팀** 류승은 박상준
편집관리팀 조세현 김호주 백설희 **저작권팀** 성민경 이슬 윤제희
재무관리팀 하미선 임혜정 이슬기 김주영 오지수
인사총무팀 강미숙 이정환 김혜진 황종원
제작관리팀 이소현 김소영 김진경 이지우 황인우
물류관리팀 김형기 김선진 주정훈 양문현 채원석 박재연 이준희 이민운

출판등록 2005년 12월 23일 제313-2005-00277호
주소 경기도 파주시 회동길 490 **전화** 02-704-1724 **팩스** 02-703-2219
다산어린이 카페 cafe.naver.com/dasankids 다산어린이 블로그 blog.naver.com/stdasan
종이 신승INC **인쇄** 민언프린텍 **코팅 및 후가공** 제이오엘앤피 **제본** 대원바인더리

ISBN 979-11-306-7773-6
        979-11-306-5252-8 77510(세트)

+ 책값은 표지 뒤쪽에 있습니다.
+ 파본은 본사와 구입하신 서점에서 교환해 드립니다.
+ 이 책은 저작권법에 의하여 보호를 받는 저작물이므로 무단 전재와 복제를 금합니다.

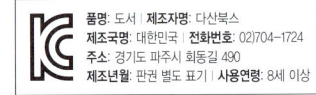

품명: 도서 | **제조자명**: 다산북스
제조국명: 대한민국 **전화번호**: 02)704-1724
주소: 경기도 파주시 회동길 490
제조년월: 판권 별도 표기 **사용연령**: 8세 이상

※ KC마크는 이 제품이 공통안전기준에 적합하였음을 의미합니다.

나의 몸과 마음을 이해하고 더 멋진 내가 되는

우리들의 사춘기

❸ 마음 × 자존감 × 꿈

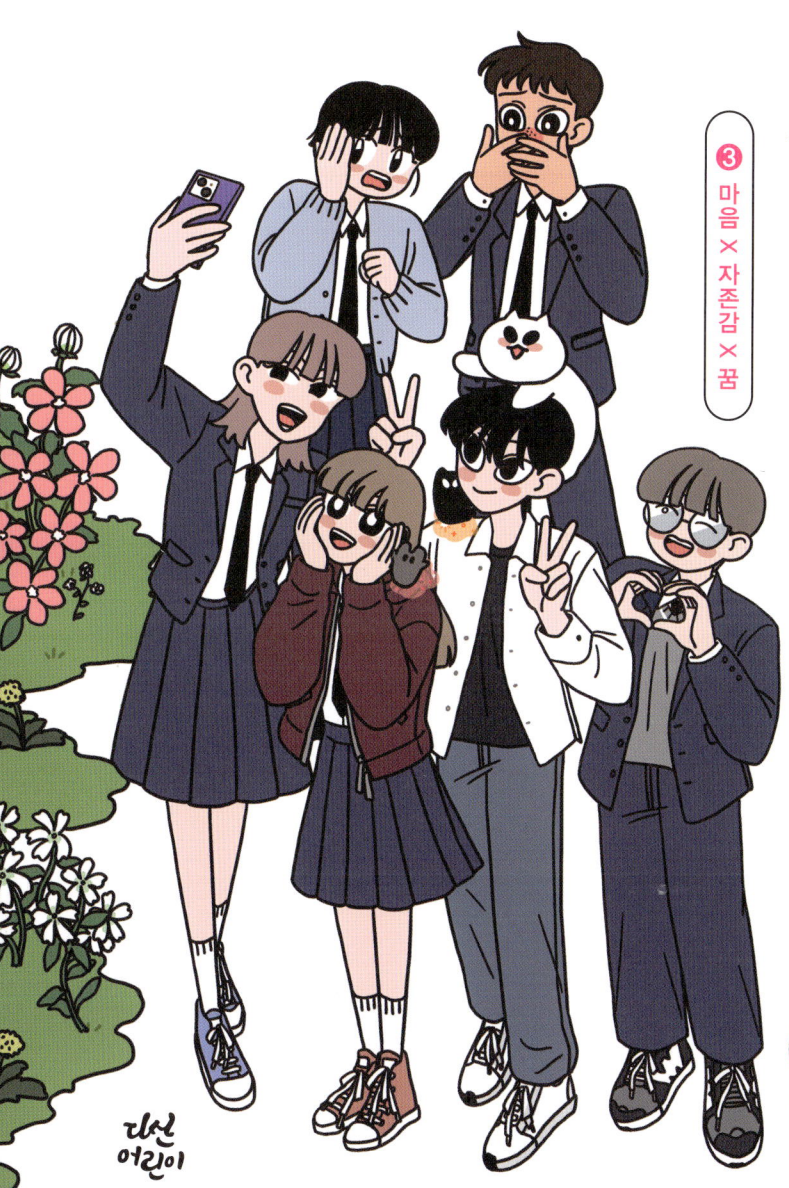

글 배정원 (행복한성문화센터)·전판교
그림 소윤

◆ 펴내는 글 ◆
사춘기가 찾아온 어린이들에게

언제부터인가 여러분의 몸과 마음에 전에 없던 놀라운 변화가 일어나고 있다고요? 드디어 사춘기라는 인생의 한 과정에 도달했군요. 축하합니다!

사춘기는 어린이가 어른이 되기 위해 건너는 다리 같은 시기예요. 그 다리를 특별히 혼자만 건너는 건 아니랍니다. 여러분의 부모님, 선생님도 그 시기를 잘 건너서 지금 훌륭한 어른이 된 것처럼, 여러분도 아주 잘 해낼 거예요.

이 책에는 사춘기에 접어든 여러분의 몸과 마음이 어떻게 변하는지에 대한 성 지식과 거기에 적응해서 어떻게 생각하고 또 행동해야 하는지에 대한 구체적인 이야기가 담겨 있습니다. 또 이 책에는 귀엽고도 약간 뻔뻔한, 그리고 가끔은 짓궂기도 한 '사춘기 요정'이 등장합니다. 이 요정들은 여러분의 사춘기에 동행하면서 흥미롭고 신나게 몸과 마음을 성장시켜 줄 거랍니다. 물론 처음에는 요정의 존재에 깜짝 놀라고 여러분에게 일어나는 다양한 변화가 당황스럽기도 하겠지만, 요정들과 함께하는 시간이라고 생각하면 사춘기가 좀 더 흥미진진하게 느껴지지 않나요?

여러분이 이 책을 읽고 자신의 몸과 마음의 변화를 즐겁게 받아들이고, 성에 대한 궁금증을 해결하며 주도적으로 인생을 살아갈 수 있기를 응원합니다. 어른이 되는 과정이 처음이라 조금 겁날 수도 있지만, 분명 아주 흥미롭고 낭만적인 시간이 될 거예요. 여러분에게 찾아온 사춘기를 반갑게 맞이하면 좋겠습니다.

배정원

◆ 이 책의 특징 ◆

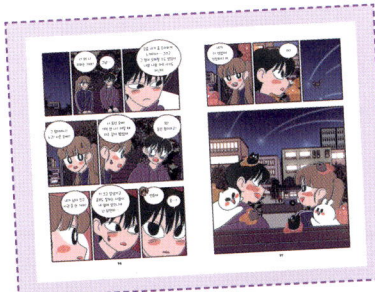

흥미진진 만화!
사춘기가 찾아온 아이들의 이야기를 만화로 읽으며, 몸과 마음이 성장하는 과정을 재미있게 살펴볼 수 있습니다.

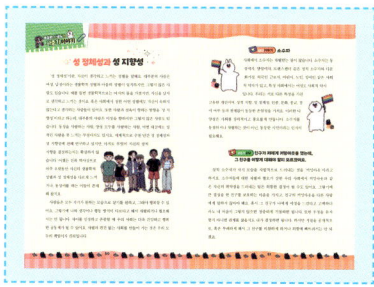

사춘기 지식!
배정원 선생님의 사춘기 이야기로 성 관련 지식을 살펴보고, 어린이들의 실제 사춘기 성 고민을 해결할 수 있습니다.

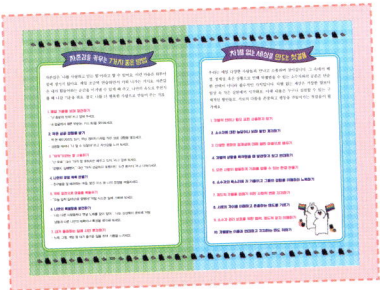

정보 부록!
사춘기 어린이에게 도움 되는 현실적인 정보를 얻을 수 있습니다.

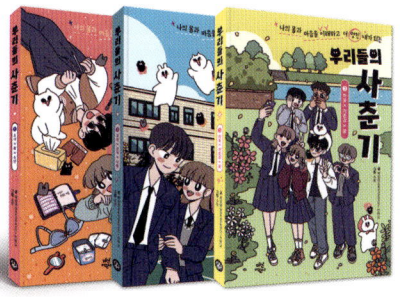

우리들의 사춘기 시리즈!
나의 몸과 마음을 이해하고, 더 멋진 내가 되는 사춘기 학습만화 시리즈입니다. (총 3권)

차례

펴내는 글
사춘기가 찾아온 어린이들에게

등장인물 •8

프롤로그 여름이었다. •10

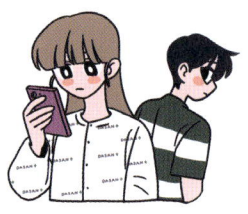

1장 왜 남의 휴대폰을 멋대로 봐? •16

프라이버시 존중 · 정보 보호
고민 : 부모님이 제 휴대폰을 몰래 봤어요.
아무리 가족이라 해도 제 사생활을 다 아셔야
하는 건 아니잖아요?

2장 SNS에서 친구를 사귀다. •28

온라인 만남 · 온라인 에티켓
고민 : SNS로 친해진 사람과 실제로 만나고 싶어요.

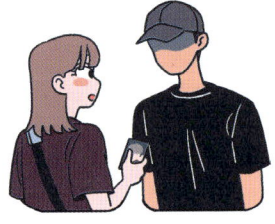

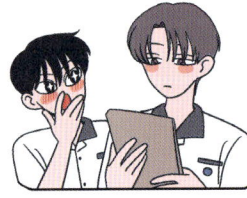

3장 좋아하는 마음은 자유로워! •40

성 정체성과 성 지향성 · 소수자
고민 : 친구가 저에게 커밍아웃을 했는데,
그 친구를 어떻게 대해야 할지 모르겠어요.

4장 사진이나 숏폼 같은 거 찍고 싶지 않아. •52

평가 · 뒷담화
고민 : 저에 대한 좋지 않은 소문을 들어서 속상해요.

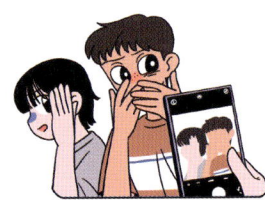

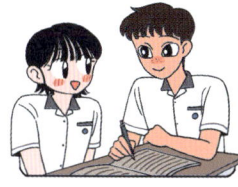

5장 공부는 왜 해야 할까? •64

목표와 꿈 · 공부를 하는 이유
고민 : 아무리 생각해도 제가 정말 잘하는 게 뭔지 모르겠어요.
꿈을 찾지 못하면 어떡하죠?

6장 마음에도 성장통이 온다. •76

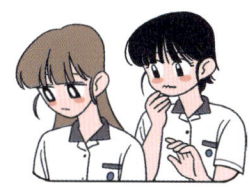

우울과 잠 · 건강한 생활
고민 : 요즘 그냥 아무 것도 하기 싫고,
울고 싶은 느낌이 들어요. 사춘기에는 원래 그런가요?

7장 나 자신을 어떻게 사랑할까? •88

나를 사랑하기 · 자존감
고민 : 공부도 못하고 외모도 별로인 저를 스스로 사랑할
구석을 못 찾겠어요.

8장 우리는 단 하나뿐인 존재 •100

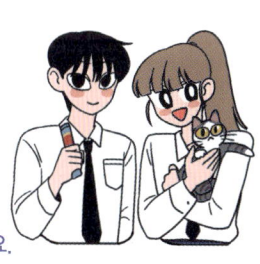

나는 내 삶의 주인 · 나다운 성장
고민 : 내향적인 성격인데, 당당하지 못하다는 이야기를
들을까 봐 억지로 외향적인 척을 하는 게 힘들어요.

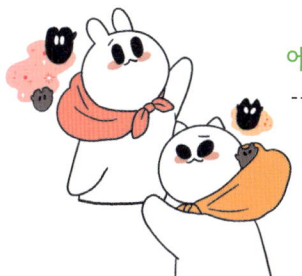

에필로그 안녕! 우리들의 사춘기 •112

사춘기 돋보기
자존감을 키우는 7가지 좋은 방법
차별 없는 세상을 만드는 첫걸음

등장인물

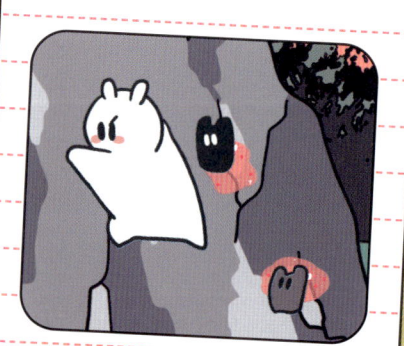

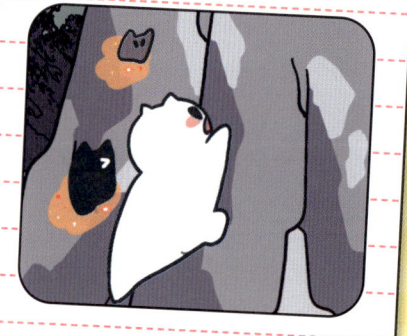

사춘기

어느 날 서연이와 민호에게 찾아온 신비로운 요정.

'사춘기가 왔다'라는 말처럼, 성장하는 때가 되면 모든 아이에게 나타난다. 신비한 힘으로 아이의 몸과 마음을 성장시키거나 지켜 주며 정체불명의 작은 요정들과 함께 다닌다. 다른 사람들 눈에는 보이지 않지만, 간혹 이들을 볼 수 있는 아이도 있다. 어른이 되면 사춘기 요정들을 볼 수 없게 되고 요정들도 떠난다.

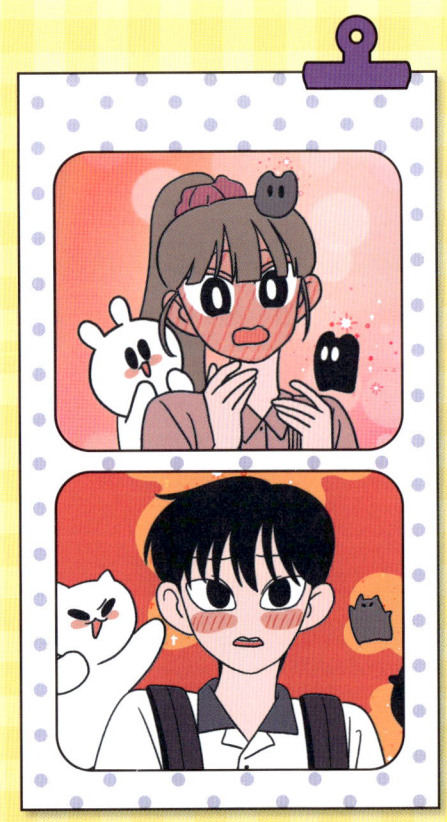

서연

감정 표현이 풍부하고 눈치가 빠른 우리중학교 1학년 소녀.

활발하고 밝은 모습을 보이며 신중하고 섬세한 마음을 가지고 있다.

민호

장난기 많지만 따뜻한 마음을 지닌 우리중학교 1학년 소년.

서연이와 유치원 때부터 함께 어울려 자랐다. 또래 아이들보다 생각이 많은 편이다.

양파마켓 거래자

아이돌을 좋아하는 유쾌한 대학생.
은희와 중고거래를 하며 친해진다.

학생회장

공부도 축구도 잘하는 멋진 학생회장.
모든 학생에게 인기가 있다.

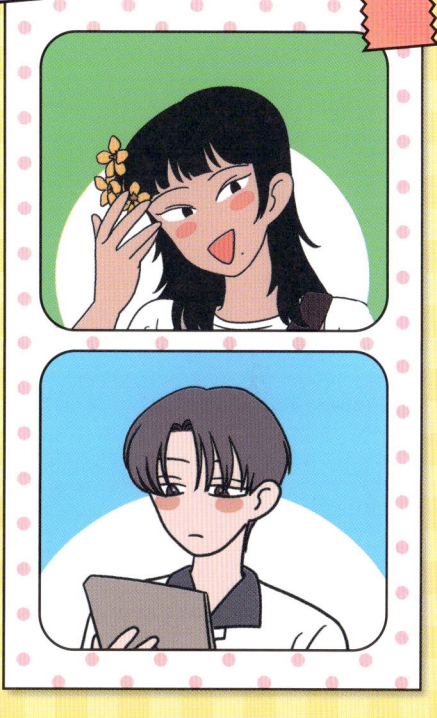

은희 미지

서연이를 무척 좋아하고 잘 따르는
서연이의 단짝 친구들.

종철 현석

틈만 나면 민호에게 장난을 치는
민호의 단짝 친구들.

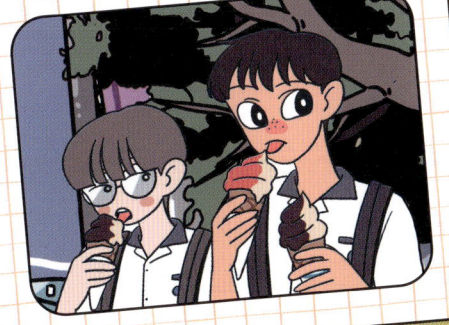

프롤로그

여름이었다.

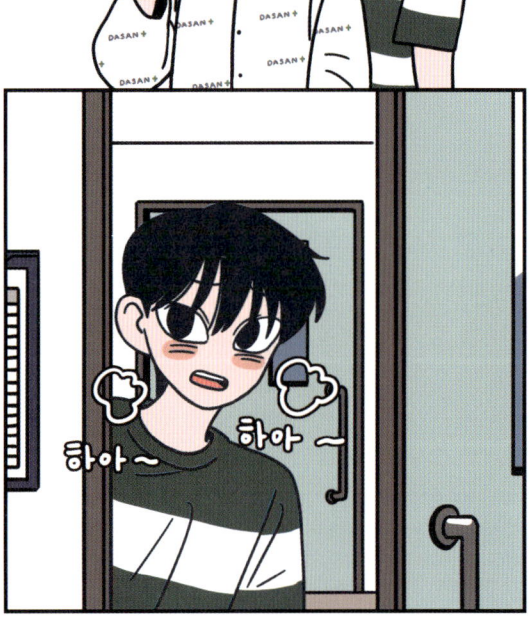

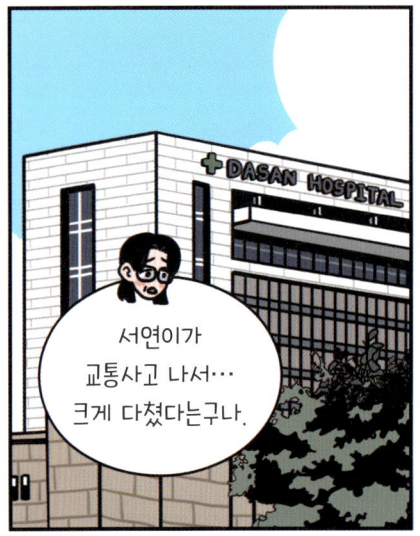

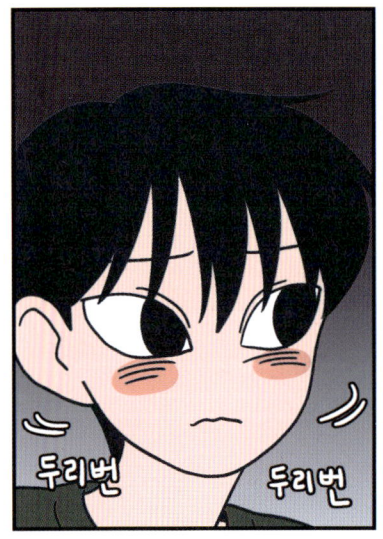

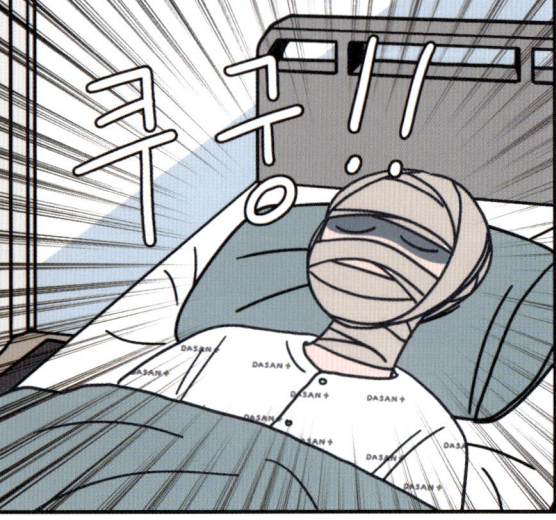

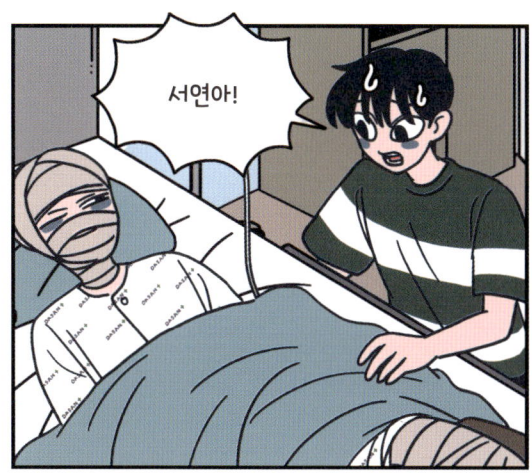
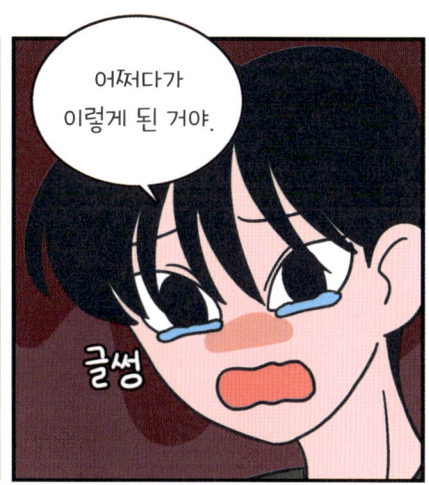
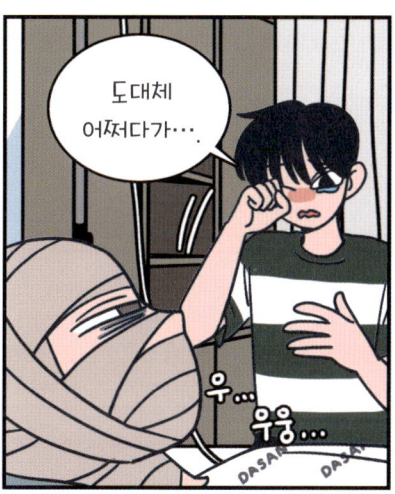
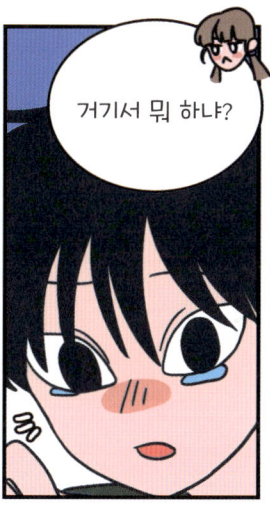
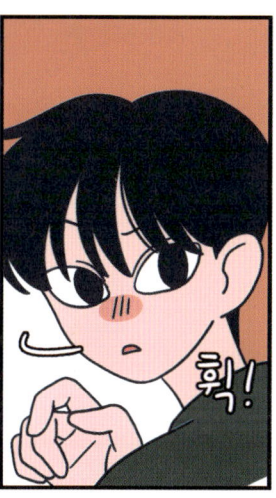
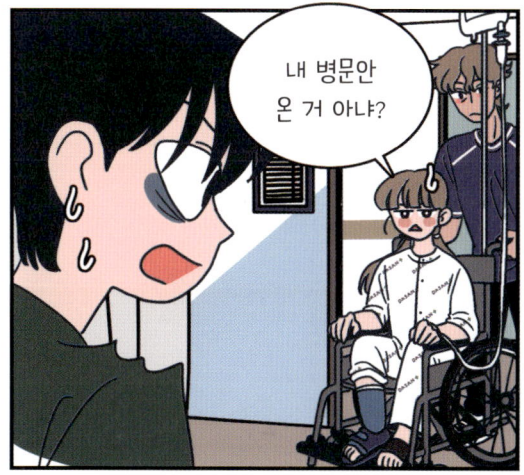
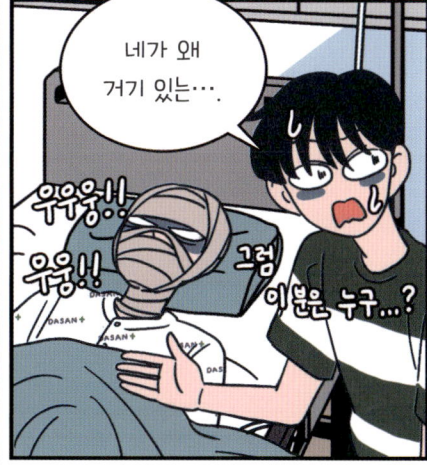

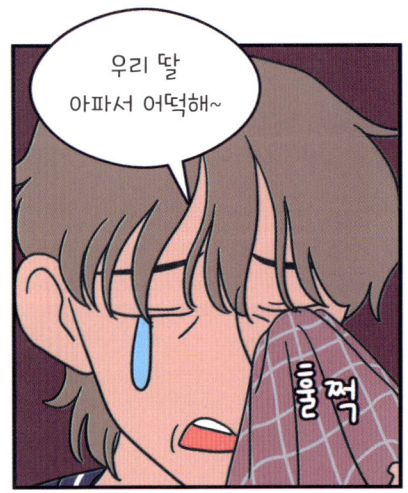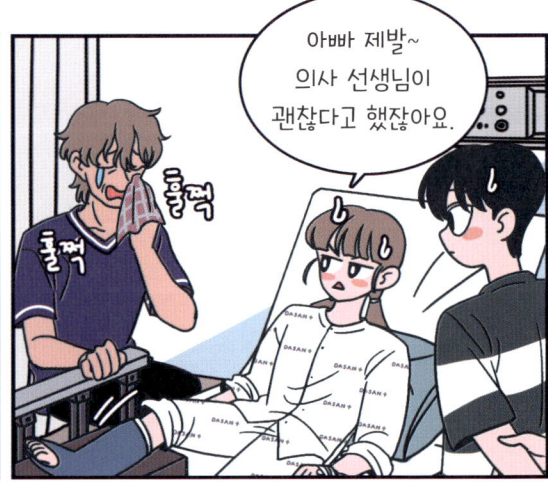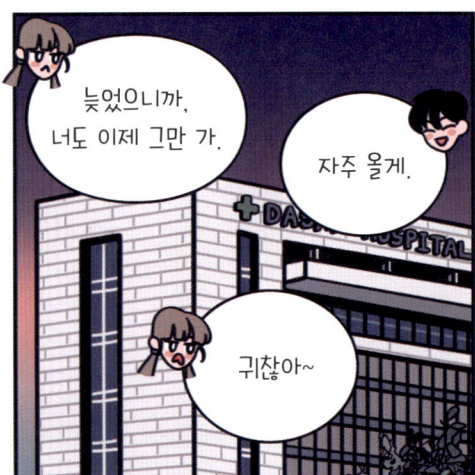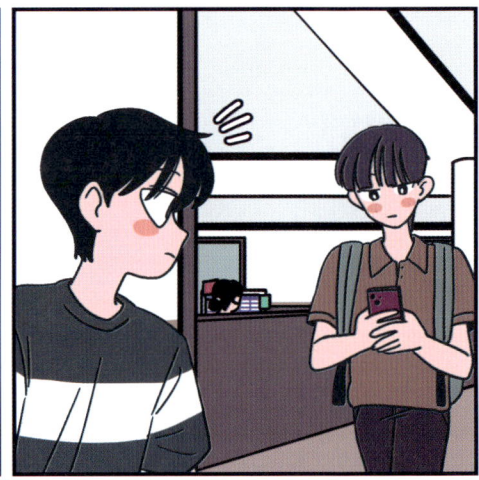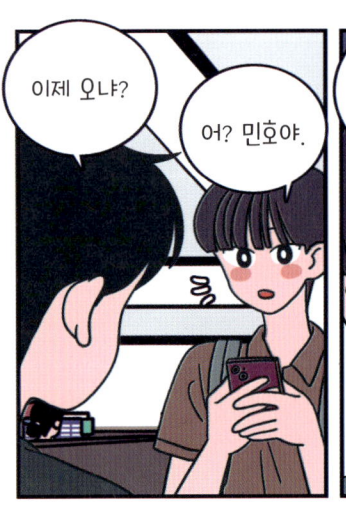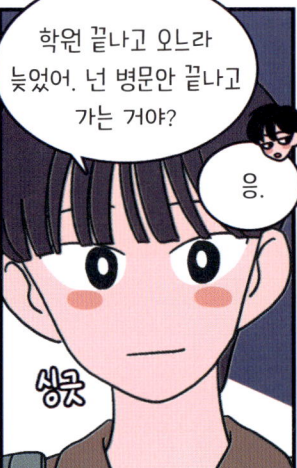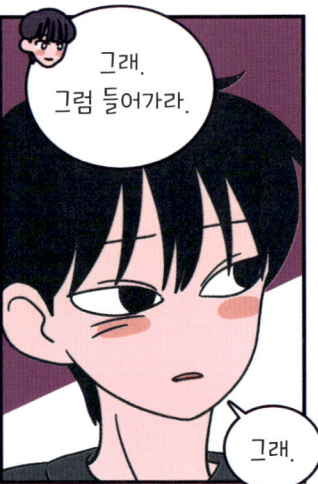

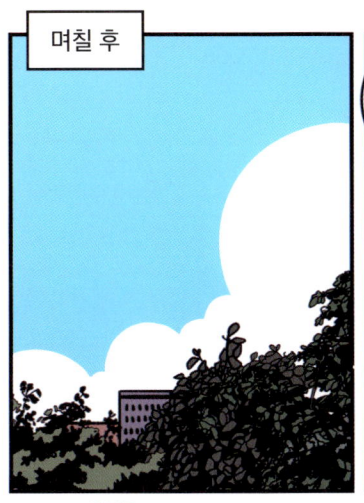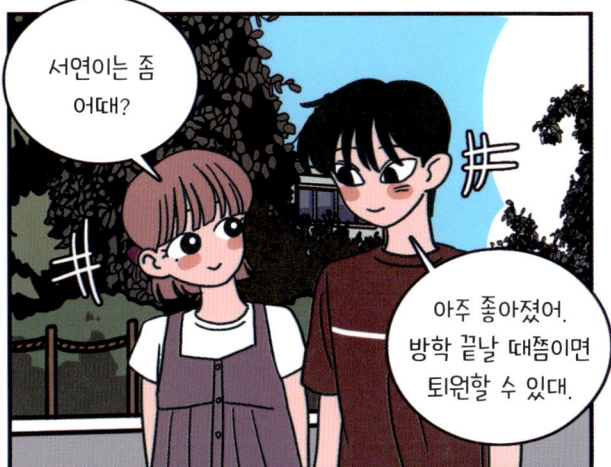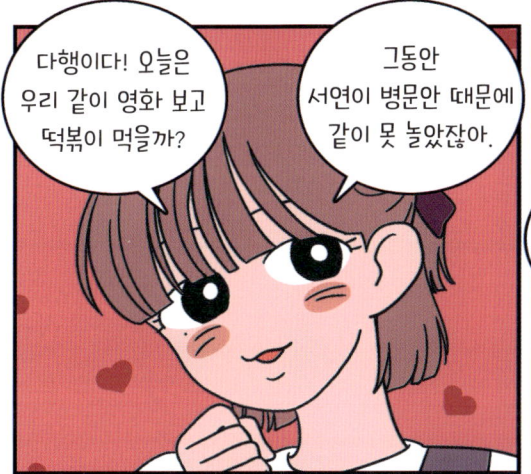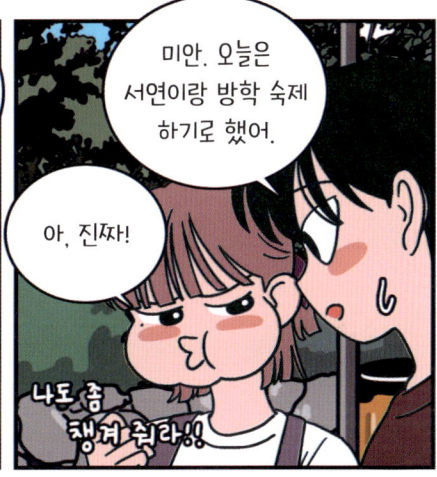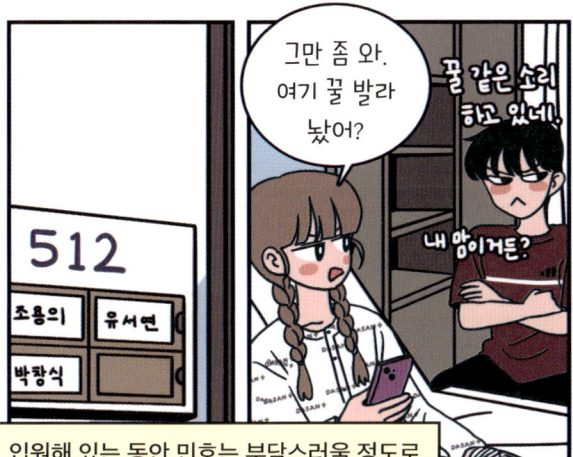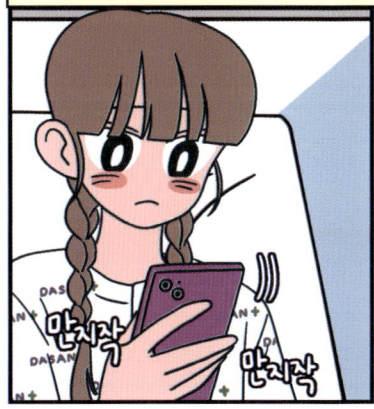

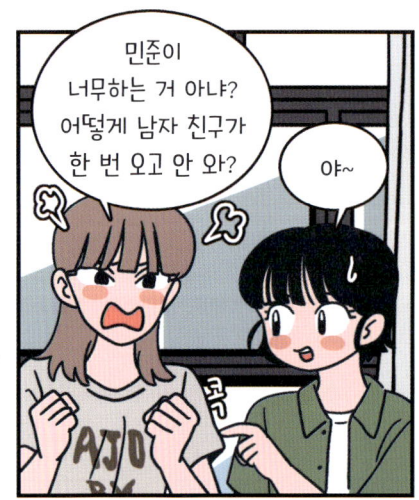
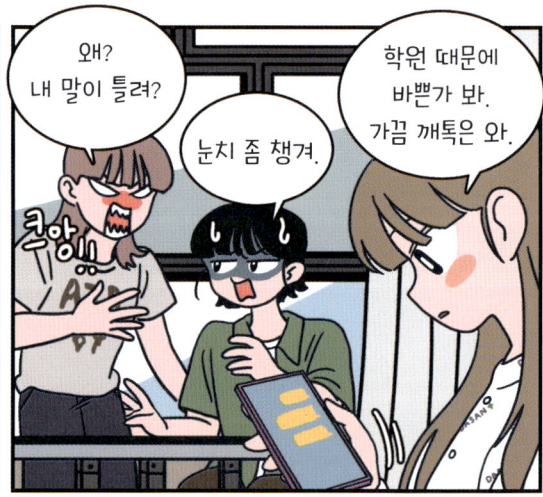
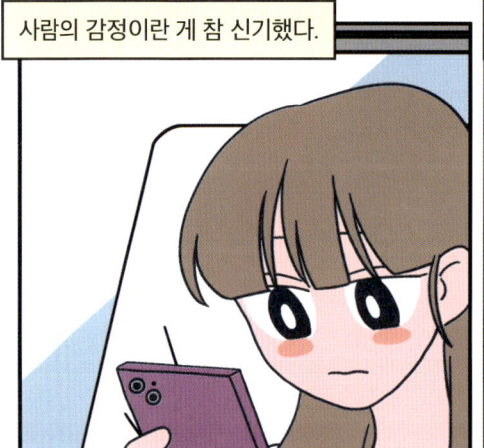
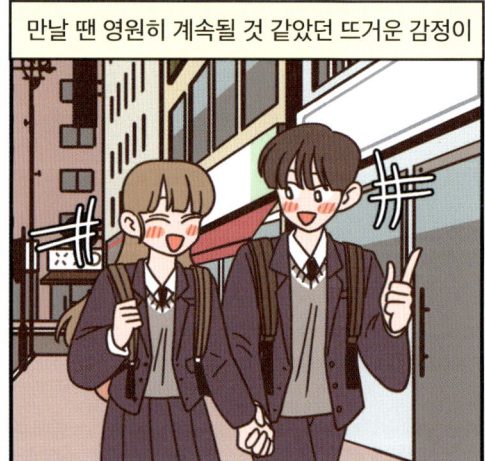
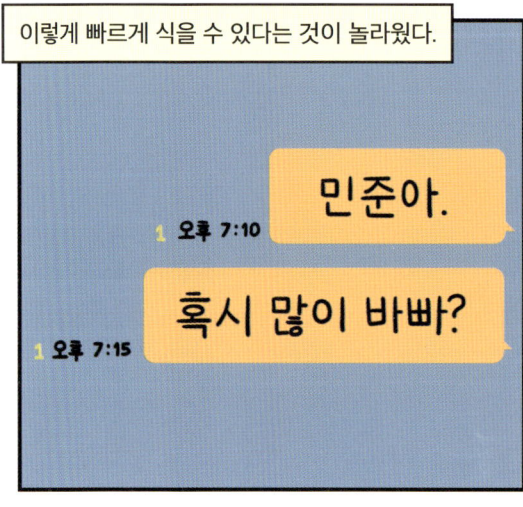
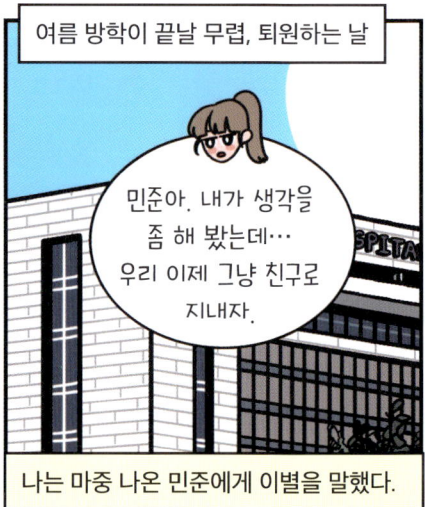

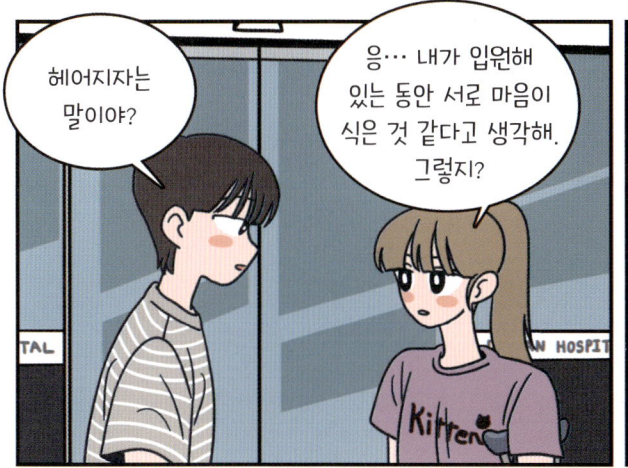
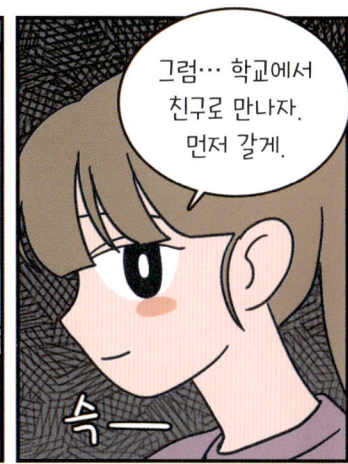
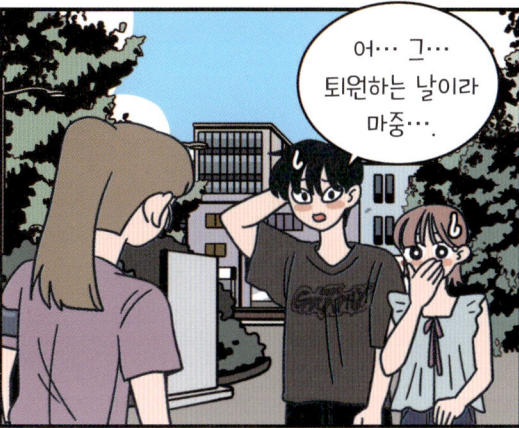
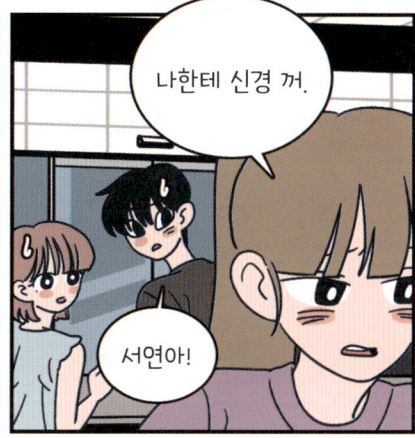
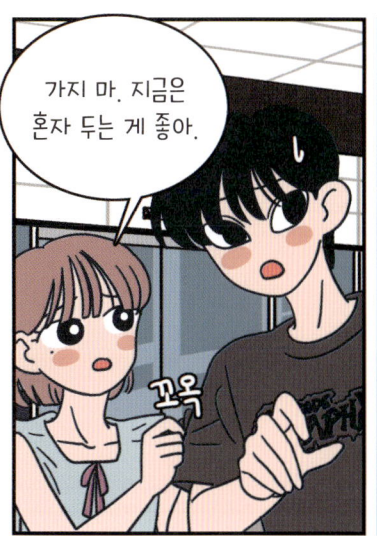
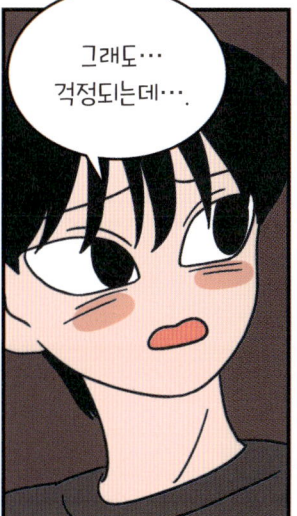
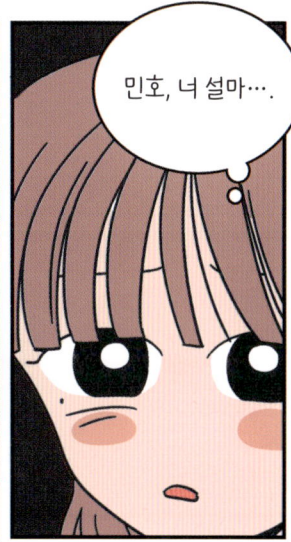

1장

왜 남의 휴대폰을 멋대로 봐?

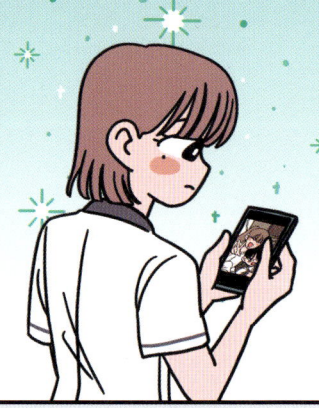

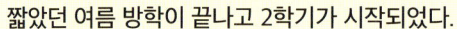
짧았던 여름 방학이 끝나고 2학기가 시작되었다.

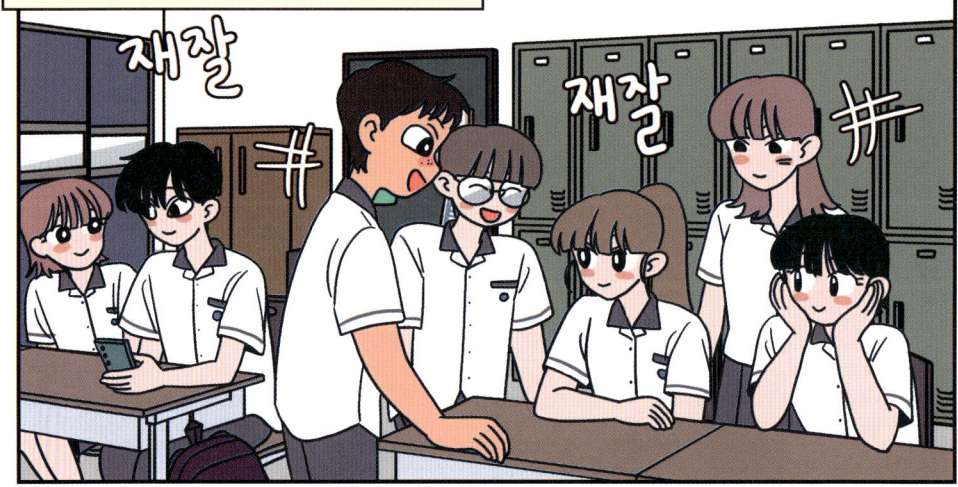

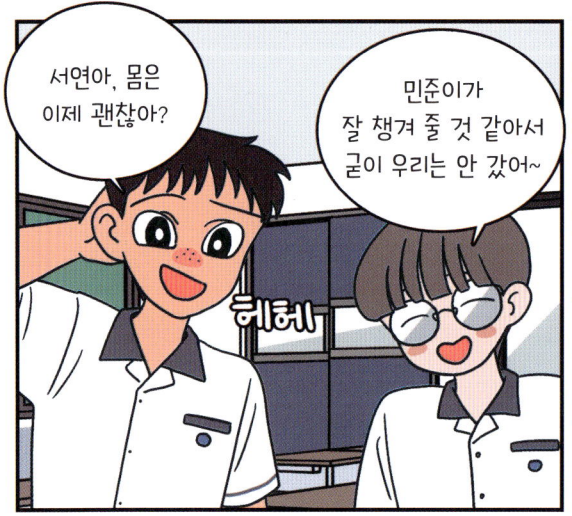

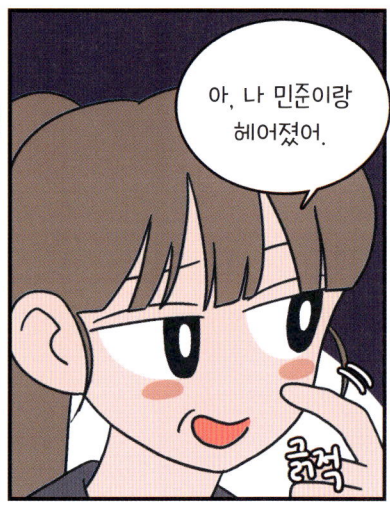

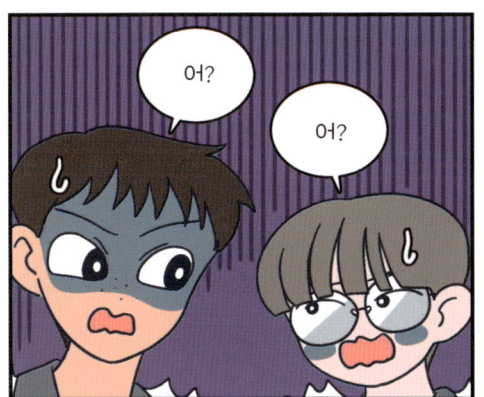
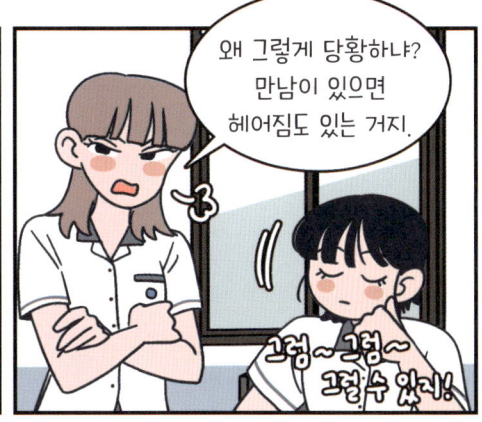
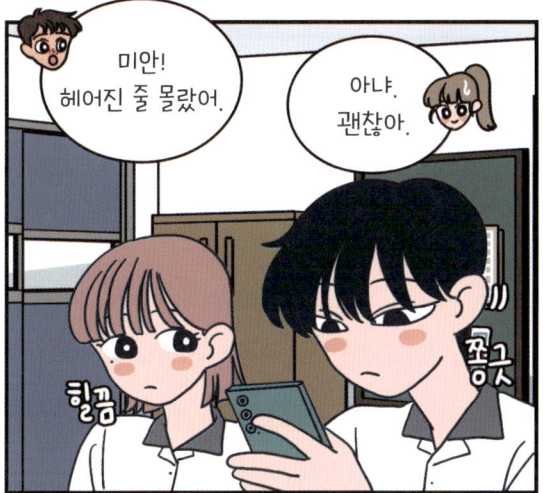
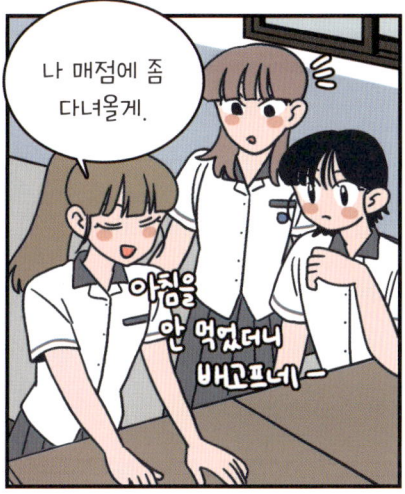
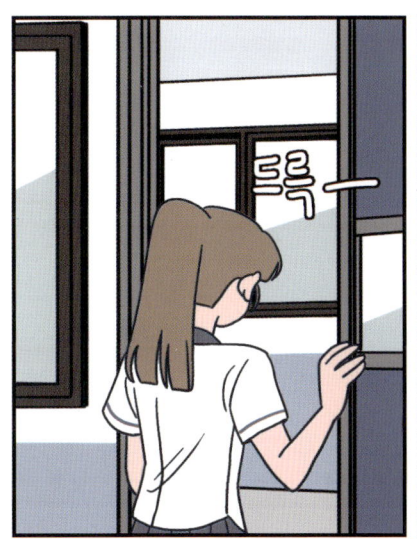
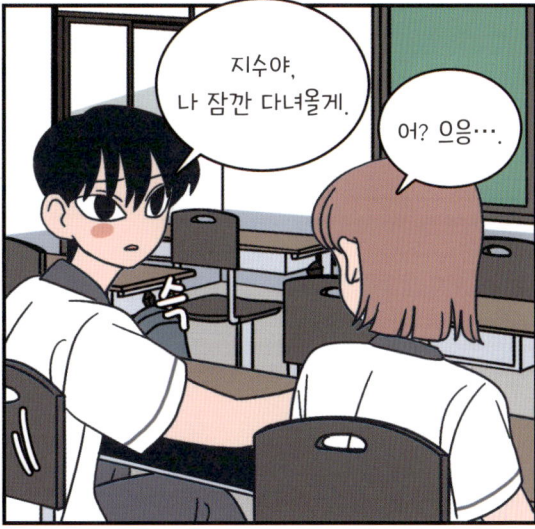

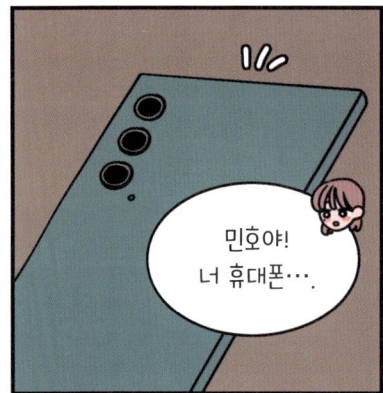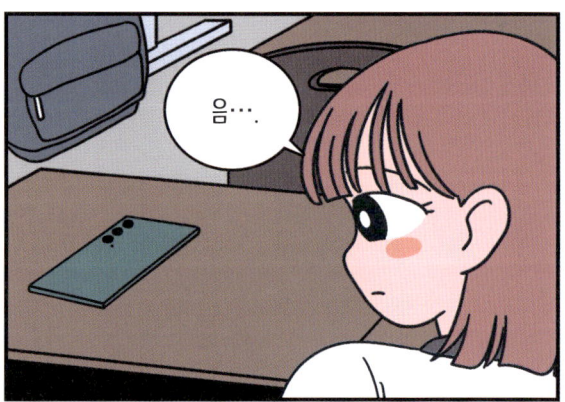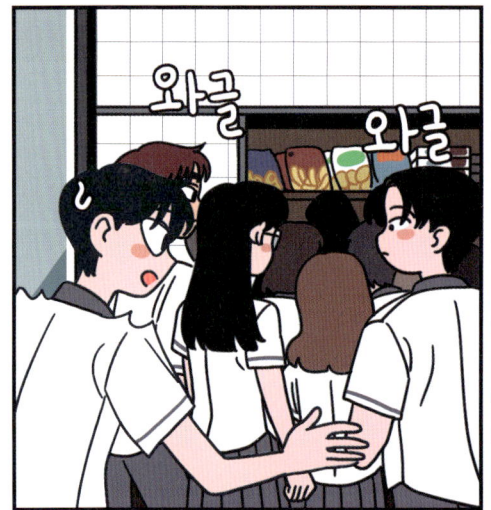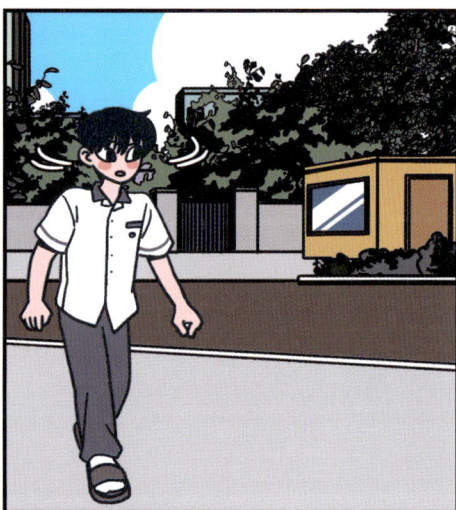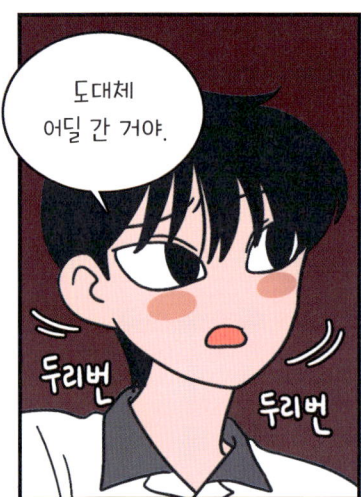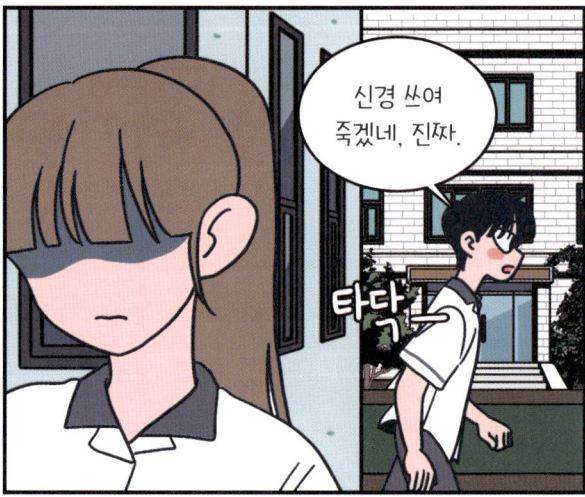

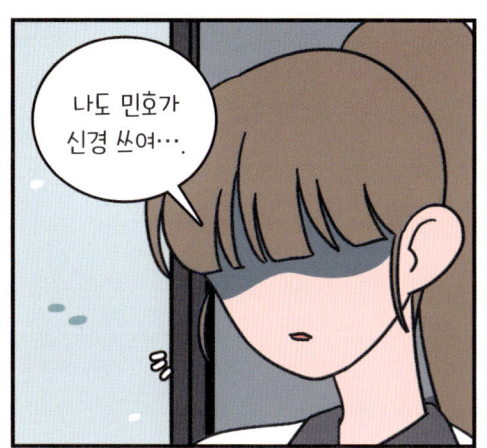
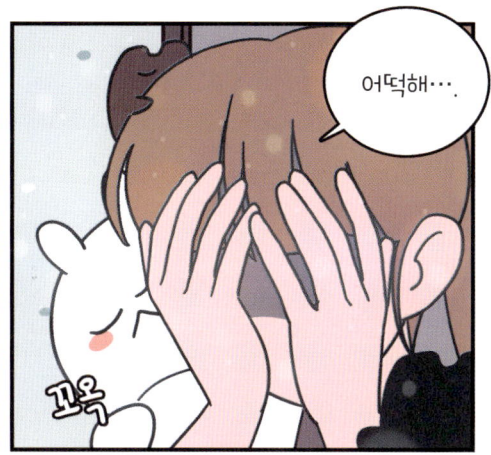
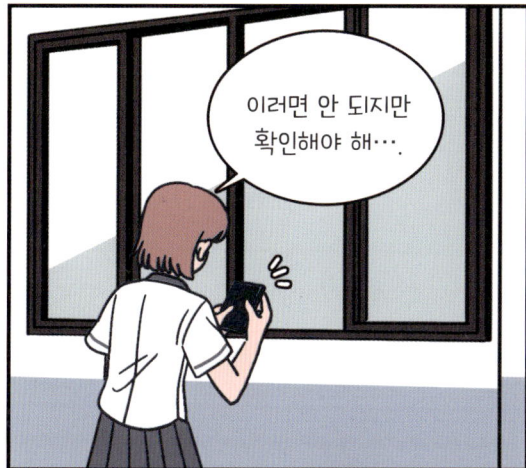
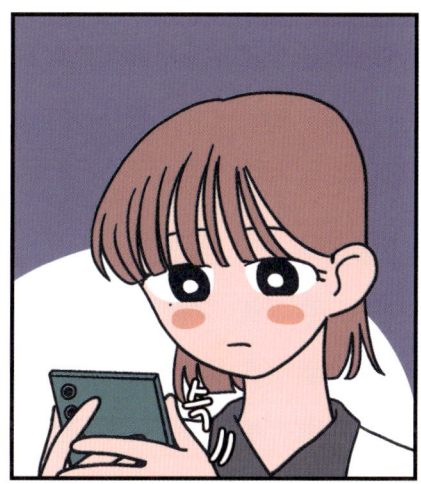
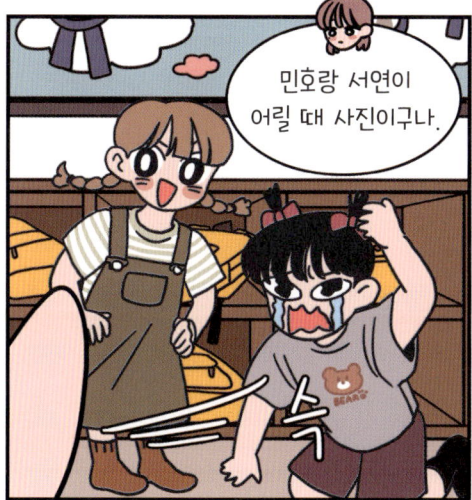
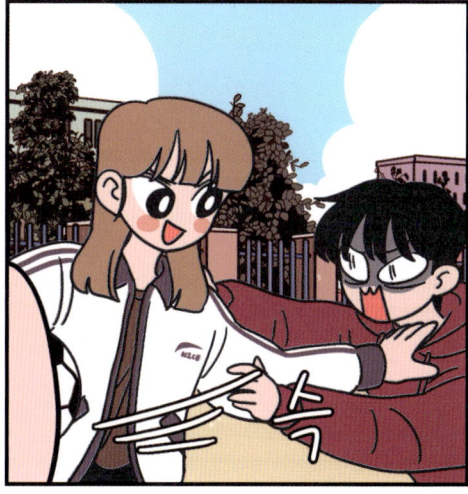

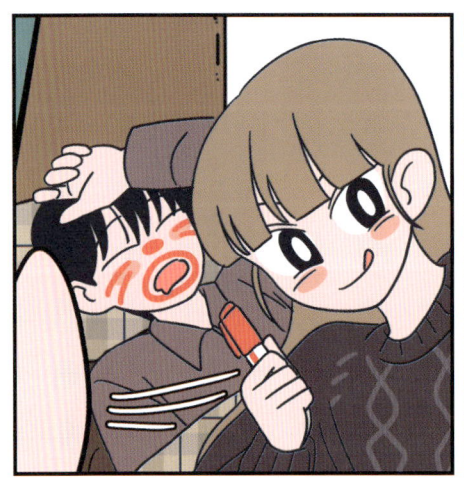
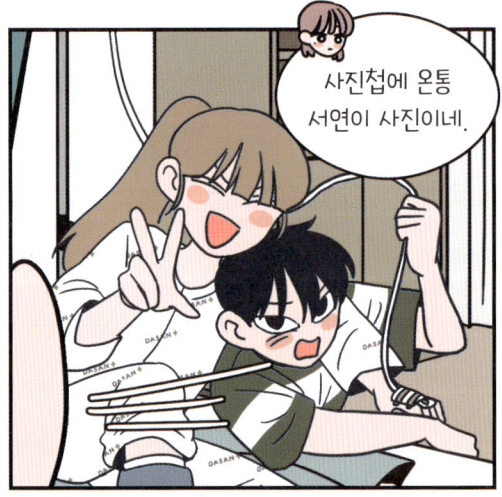
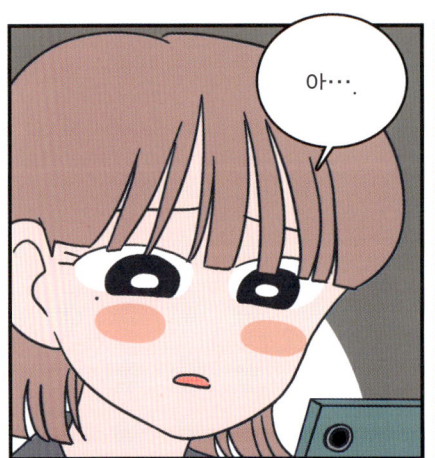
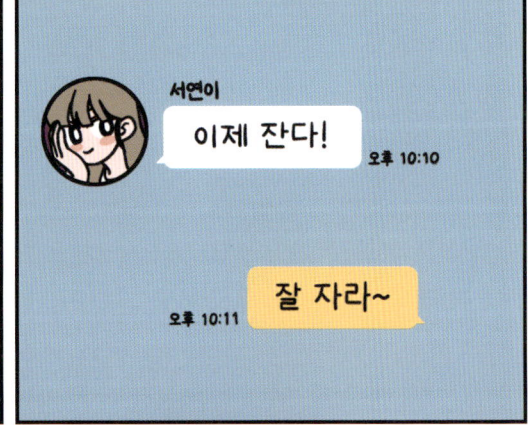
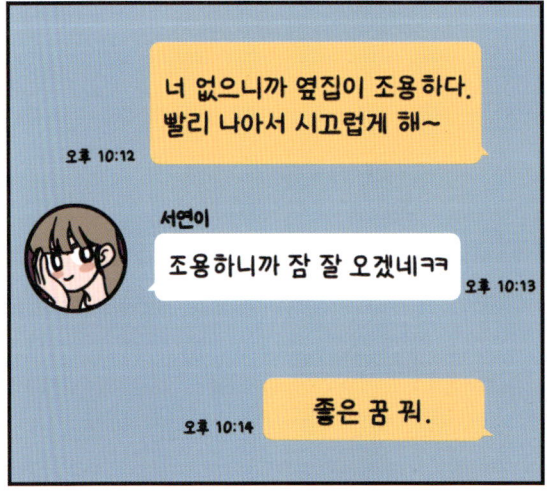
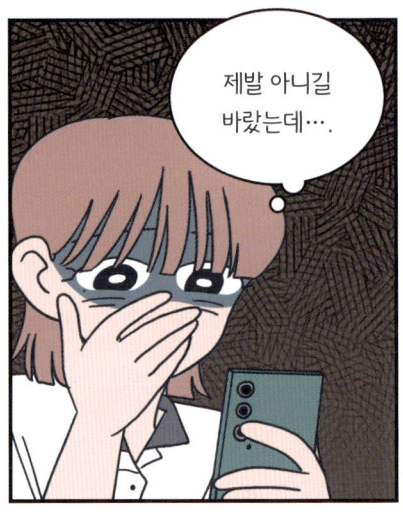

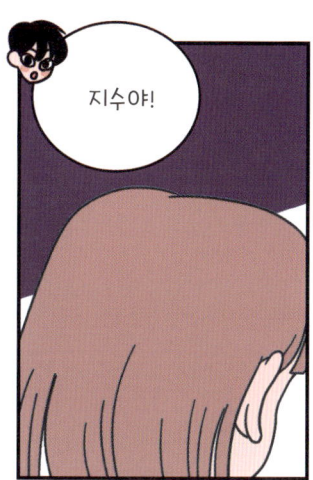
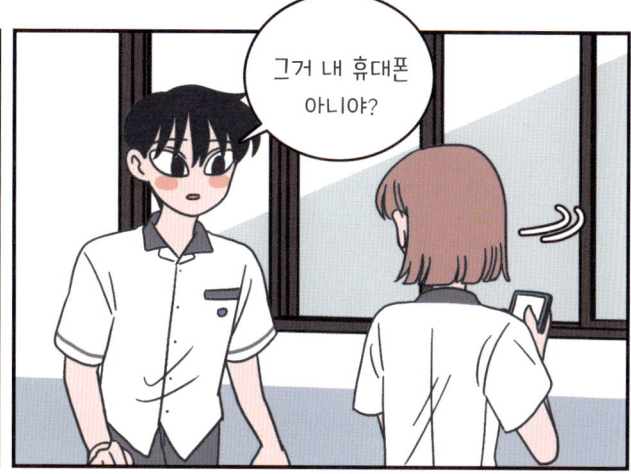
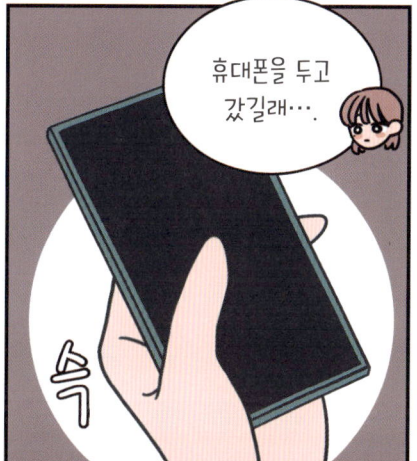
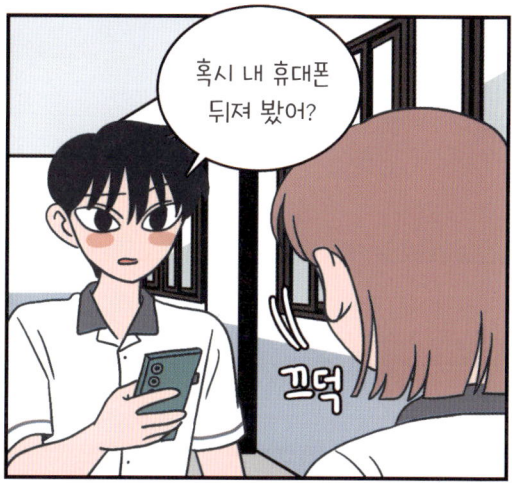
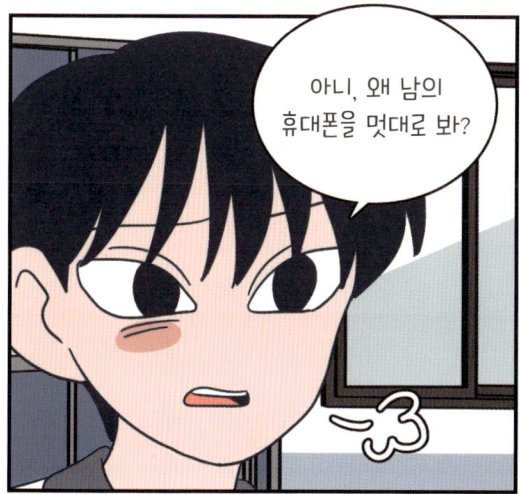
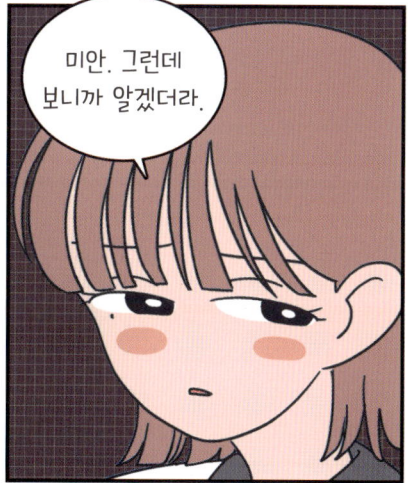

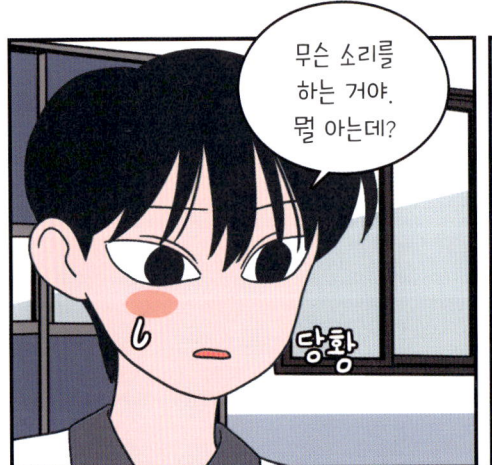
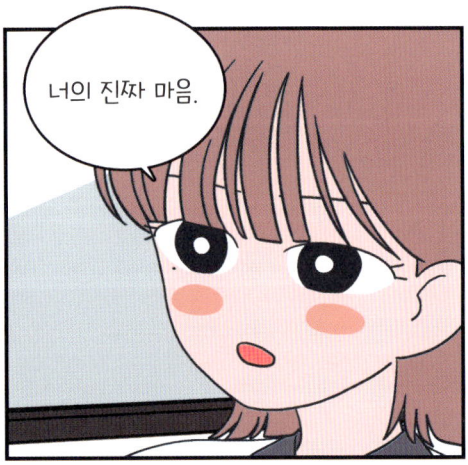
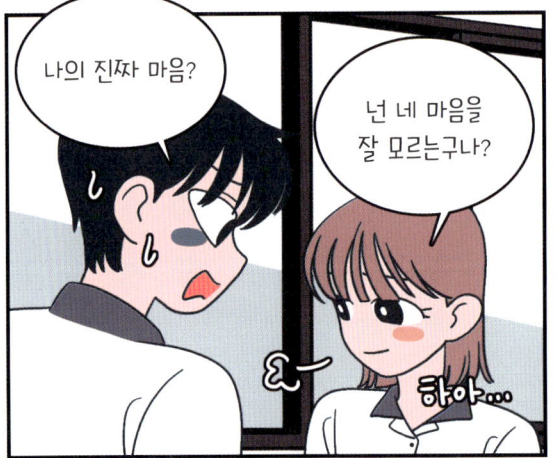
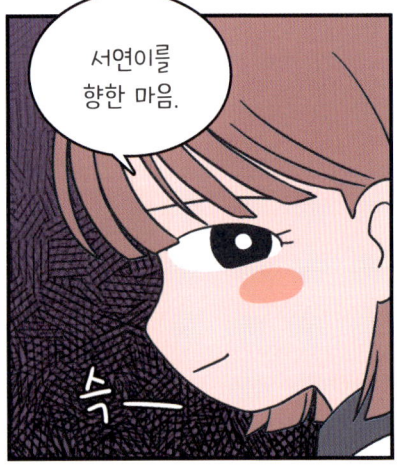
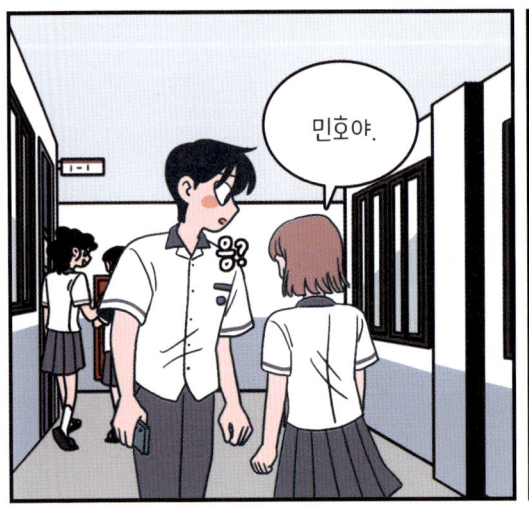
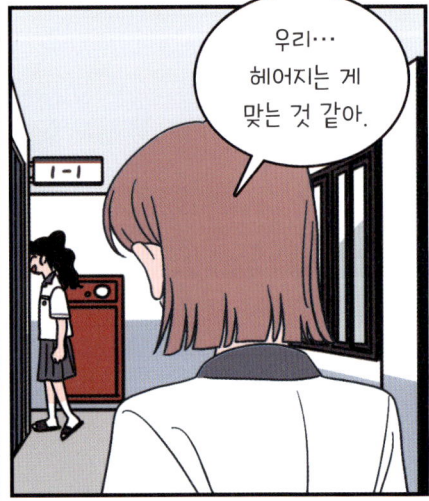

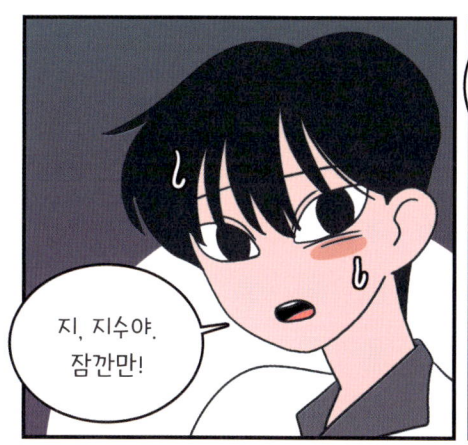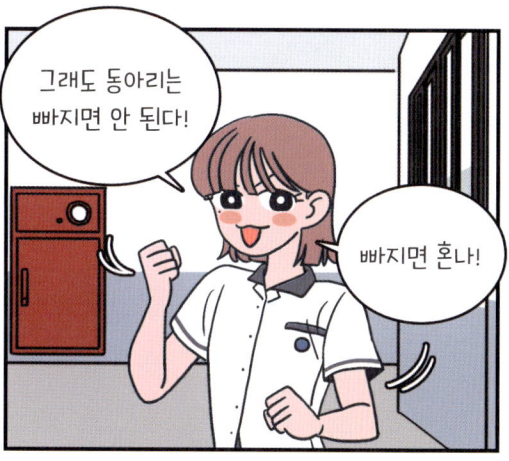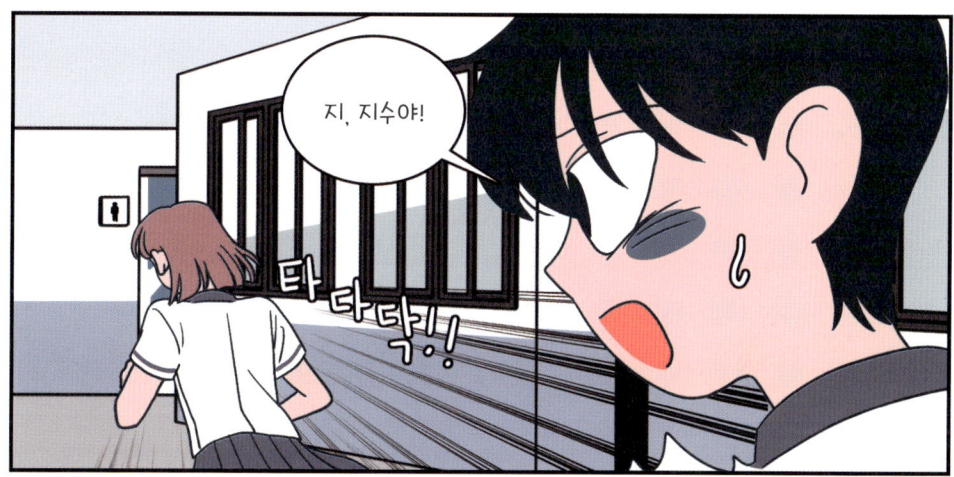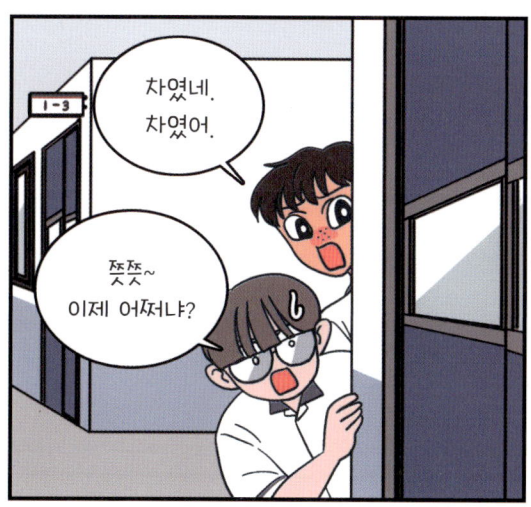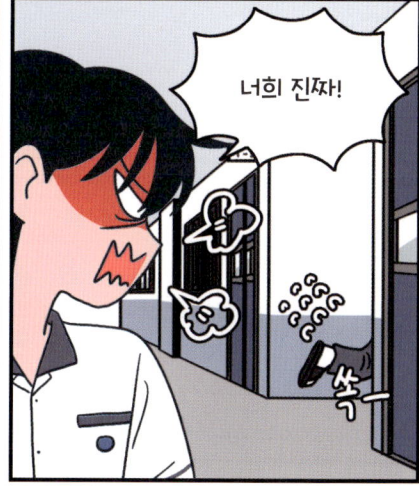

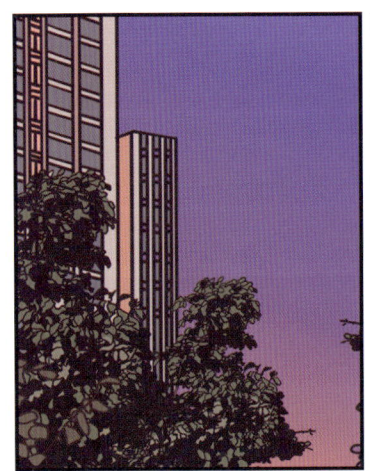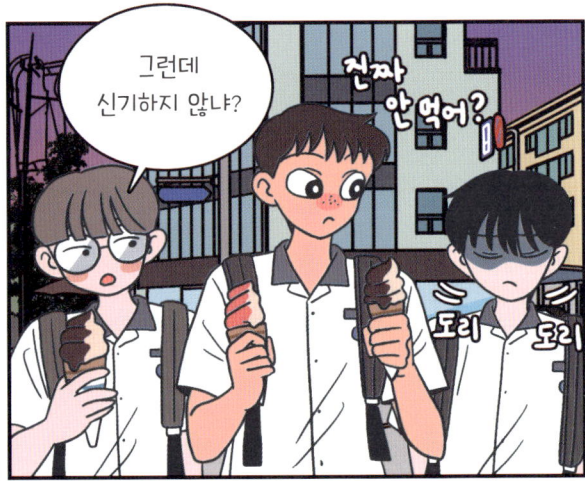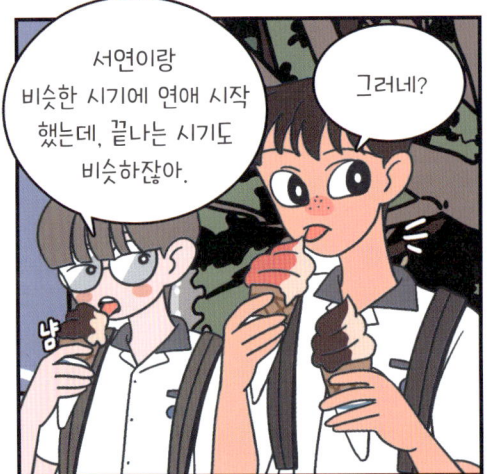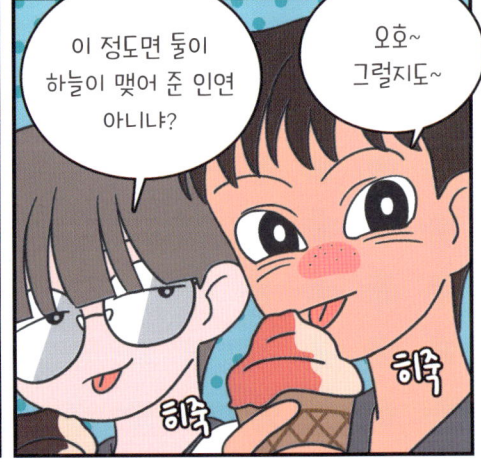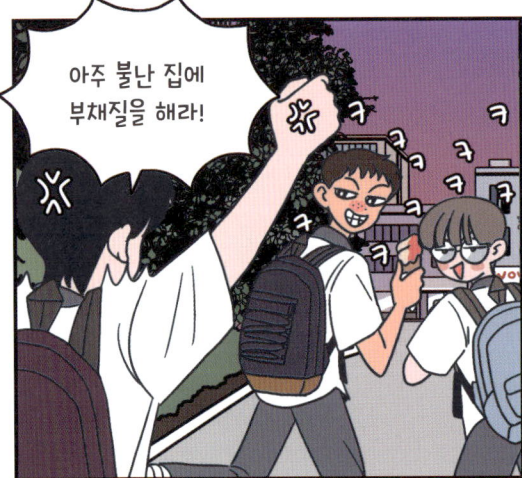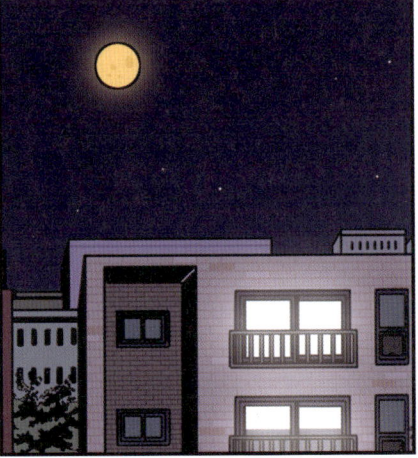

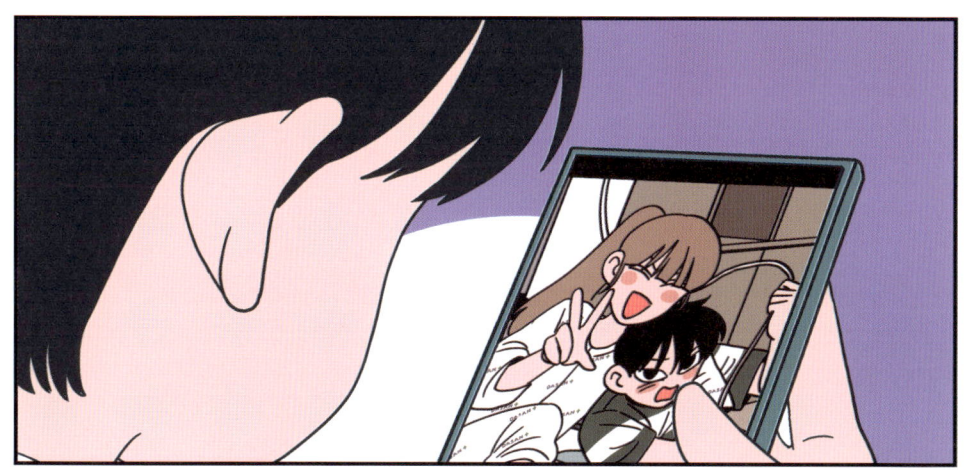
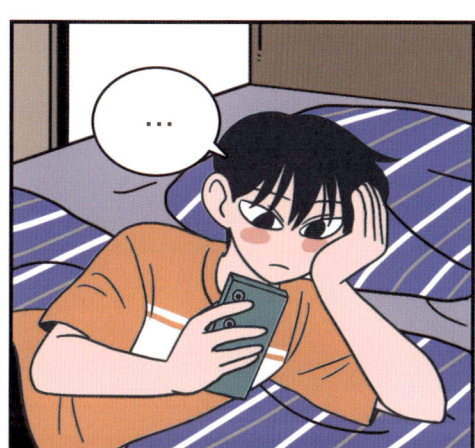
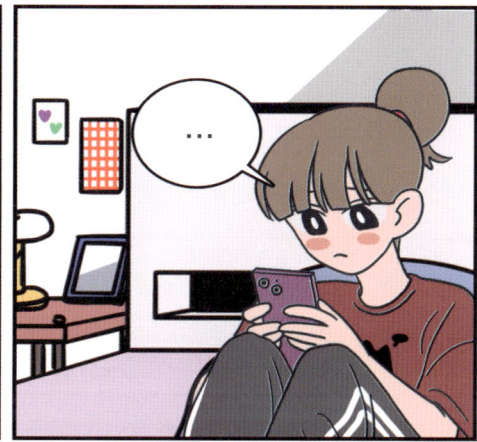
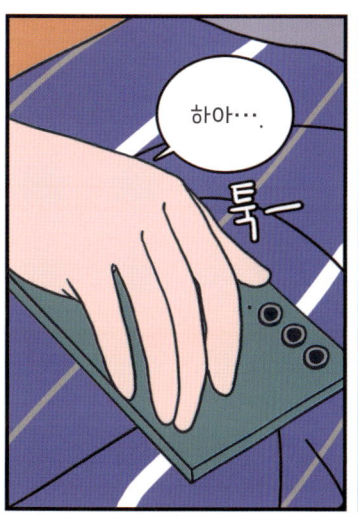
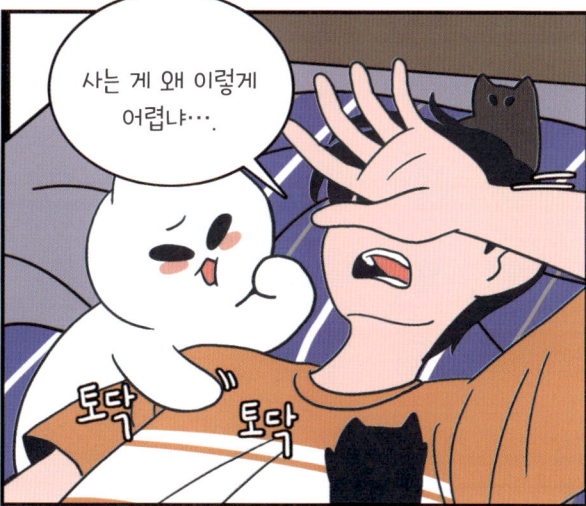

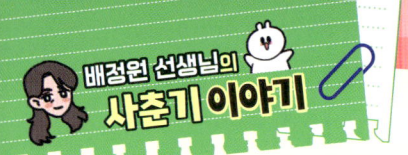

프라이버시 존중

우리는 종종 "내 프라이버시를 침해하지 말아 줘." 혹은 "선 넘네."라는 말을 하고, 또 듣기도 해요. 사람들이 그런 말을 하는 상황은 언제일까요? 동생이 방문을 노크하지 않고 벌컥 열었다거나, 부탁도 하지 않은 충고나 조언을 들었을 때 우리는 그런 말을 사용하고는 합니다. 이처럼 '프라이버시(privacy)'란 '개인의 사생활'이라는 뜻으로, '내가 중요하게 생각하는 경계(울타리)'를 의미해요. 누구나 자신이 지키고 싶은 부분이 있잖아요. 나의 신체적 특징이나, 비밀스러운 이야기, 친구랑 나눈 이야기 등 다른 사람에게 노출하거나 알리고 싶지 않은 사적인 부분들이 프라이버시에 해당합니다.

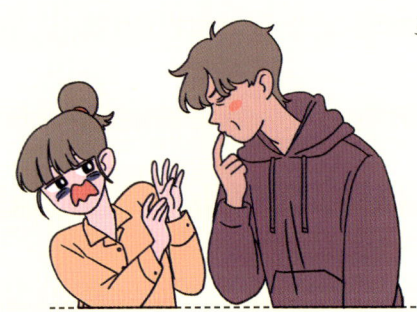

프라이버시는 가족이나 친구 등 아무리 가까운 관계일지라도 서로 존중받아야 해요. 그렇기 때문에 내가 생각할 때 별것 아닌 이야기라도 상대가 원하지 않으면 다른 사람에게 전하지 않아야 하고, 나쁜 의도가 없었다 해도 당사자의 동의 없이 사진을 찍어서 SNS나 단체 채팅방에 올려서는 안 됩니다. 아무리 친한 사이라고 해도요. 그것이 사람 관계에서의 '존중'이고, 상대가 나를 대해 줬으면 하는 태도로 상대를 대하는 것이 존중의 기본입니다. 프라이버시를 존중하는 것은 인간의 존엄성과 자유를 지키는 일이에요.

생각 키우기 정보 보호

우리는 소셜 네트워크 서비스(SNS)를 이용하는 데 익숙해져 있습니다. 다양한 인터넷 환경을 이용해 우리를 자유롭게 표현하고, 시간과 공간에 구애되지 않고 다른 사람과 넓게 소통하기도 하지요. 그만큼 우리의 사적인 정보도 쉽게 공유될 수 있다는 것을 명심해야 해요. 특히 자신의 이름, 나이, 학교, 사는 곳의 주소를 SNS에 공유하는 것은 주의가 필요합니다. 나뿐 아니라 가족이나 친구의 개인정보도 마찬가지예요.

사춘기 상담 부모님이 제 휴대폰을 몰래 봤어요. 아무리 가족이라 해도 제 사생활을 다 아셔야 하는 건 아니잖아요?

부모님이 내 사생활을 훔쳐봤다고 생각해서 화가 나고 속상한 그 마음 충분히 이해합니다. 그렇지만 부모님이 휴대폰을 본 이유는 요즘 인터넷을 통해 아이들에게 나쁜 짓을 하려는 사람이 많아서, 걱정되는 마음이 가장 컸을 거예요. 어떤 친구를 만나는지도 궁금하셨을 거고요. 물론 가족이라서 걱정이 되고 궁금하다는 이유로 마음대로 보는 것은 좋은 일은 아니지요. 그런데 그거 알아요? 최근 아이들을 대상으로 한 인터넷 범죄가 많아져서 영국, 호주 등 다른 나라에서는 14살 미만은 스마트폰 사용을 제한하고, 학부모의 통제를 요구해요. 또 16살 미만은 SNS에 개인 계정을 갖지 못하도록 규제를 강화하려고 하고 있어요. 이것은 청소년들의 인권을 제한하고 사생활을 무시해서가 아니라, 그만큼 인터넷 환경이 위험해지고 있기 때문이에요. 어른들은 여러분을 위험에서 보호할 의무도 있다는 것을 이해해 준다면 어른들도 여러분의 마음을 이해하고 같이 적절한 이용 규칙을 정할 수 있을 거예요.

2장
SNS에서 친구를 사귀다.

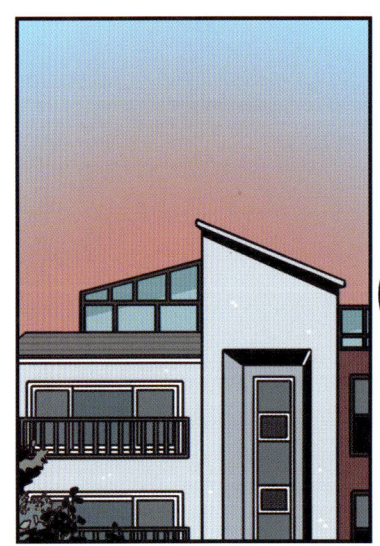
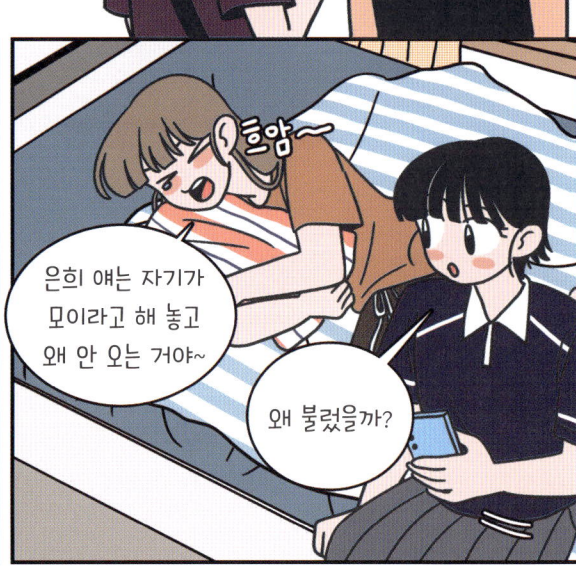
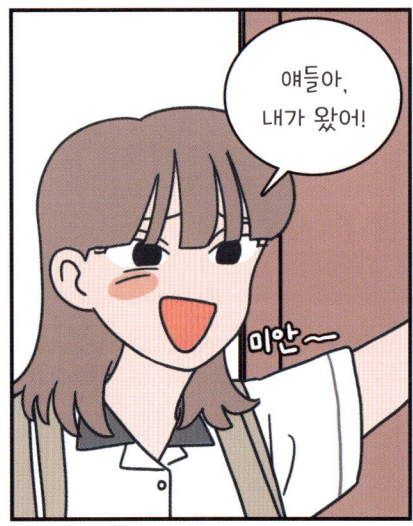
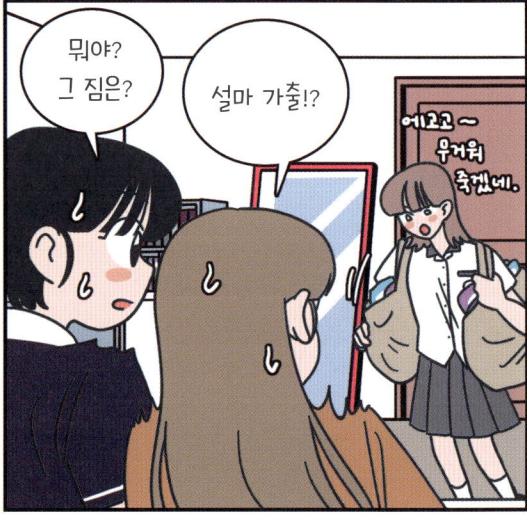

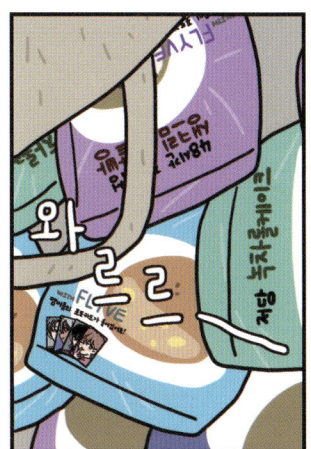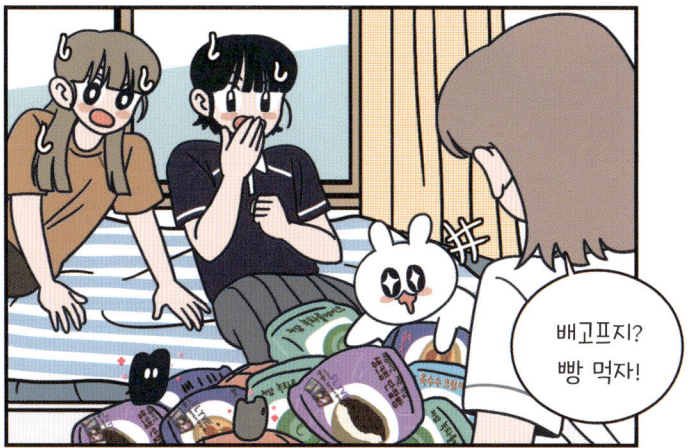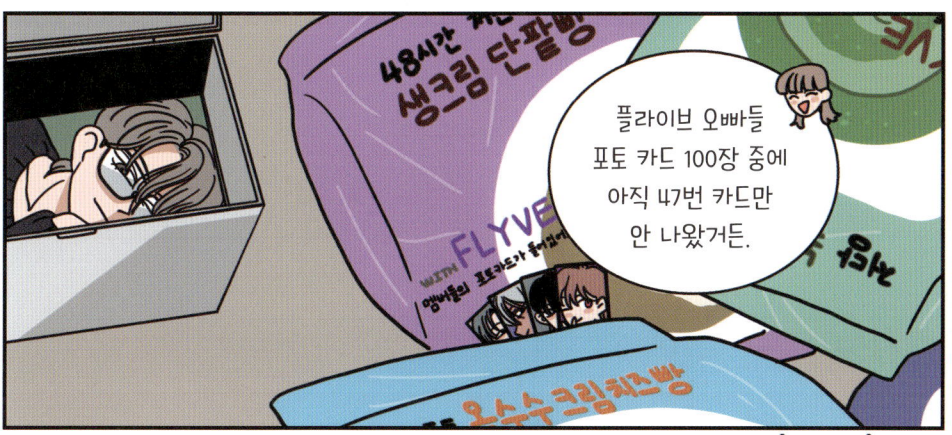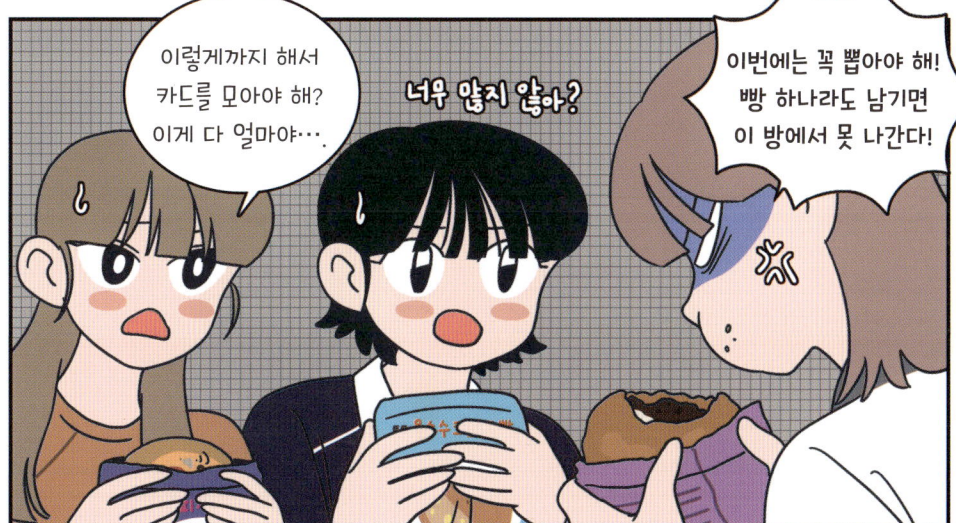

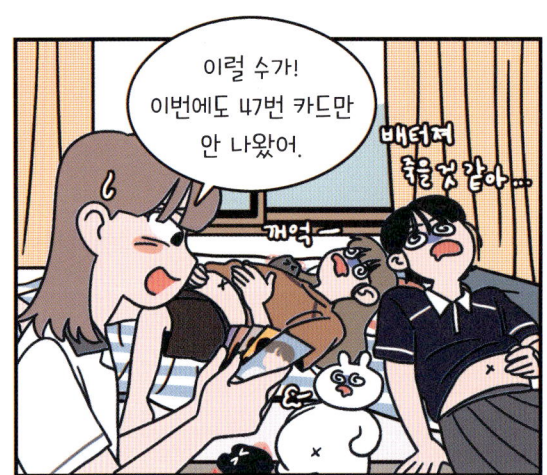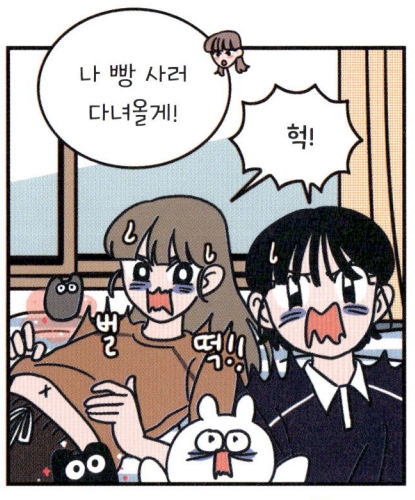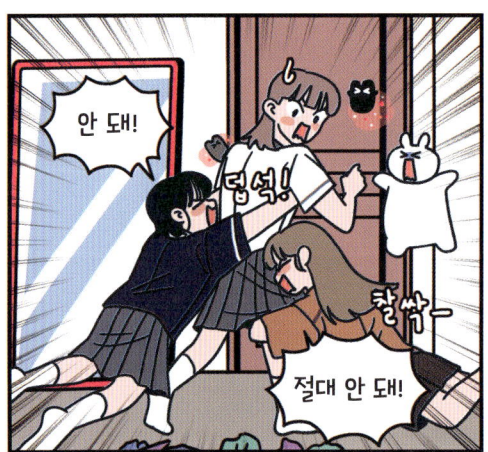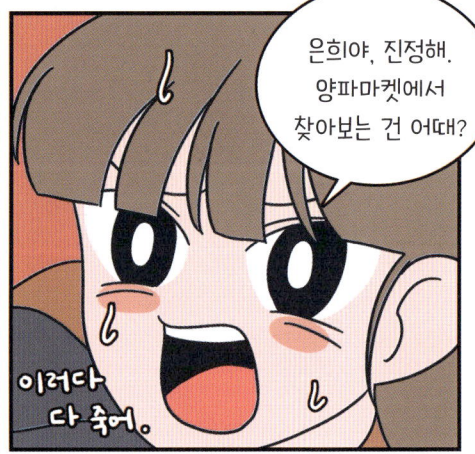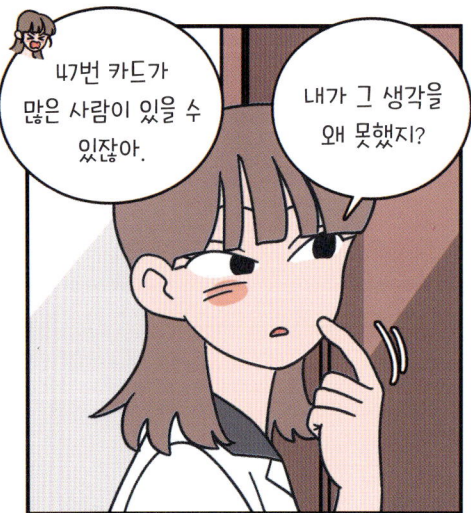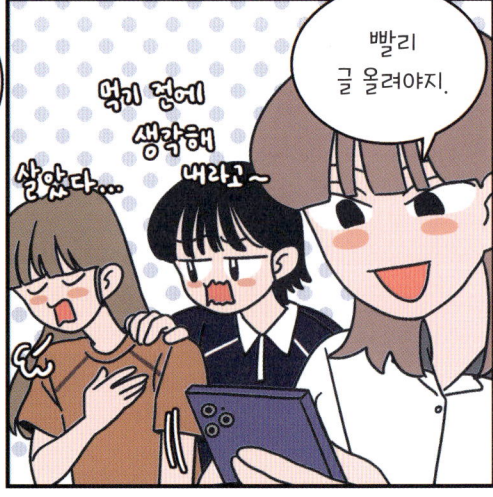

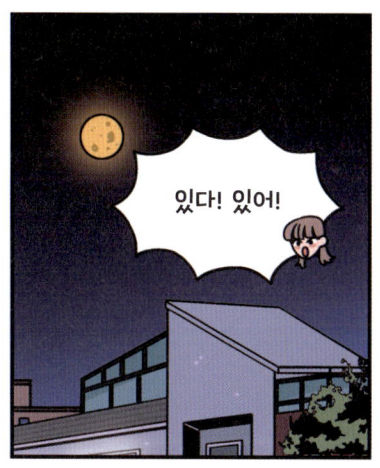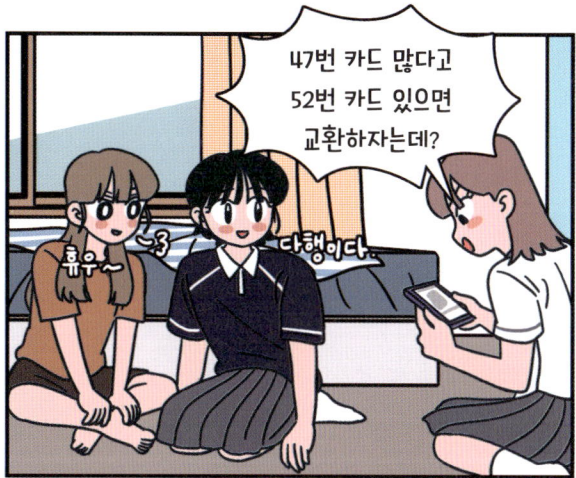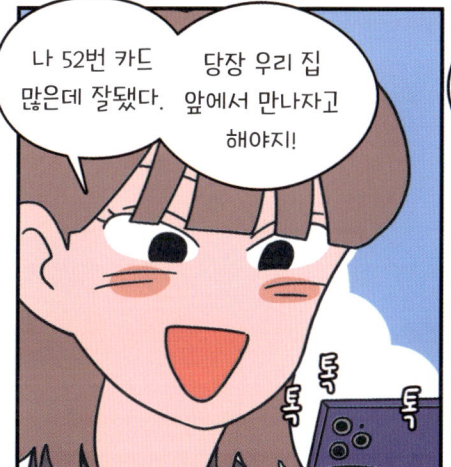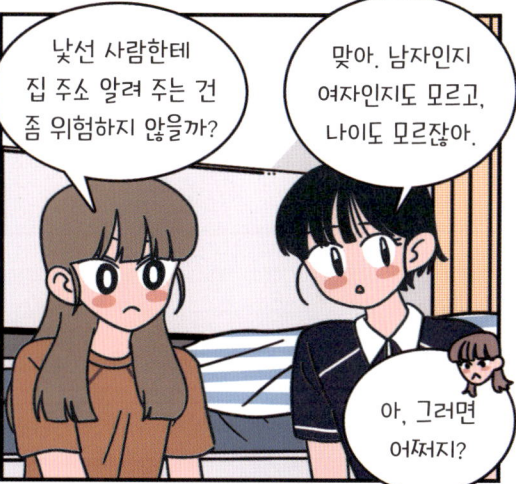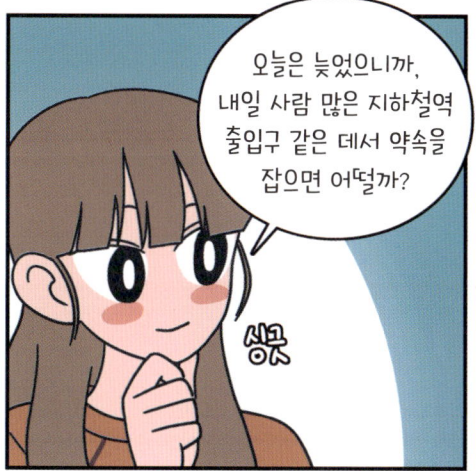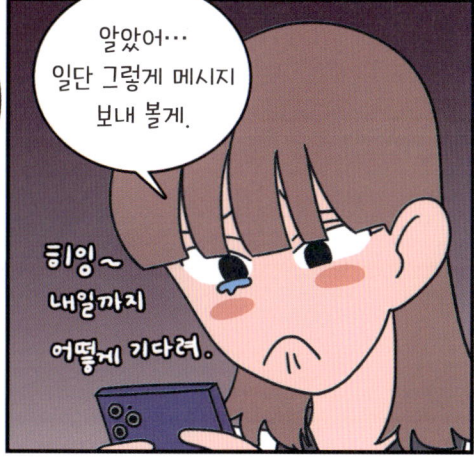

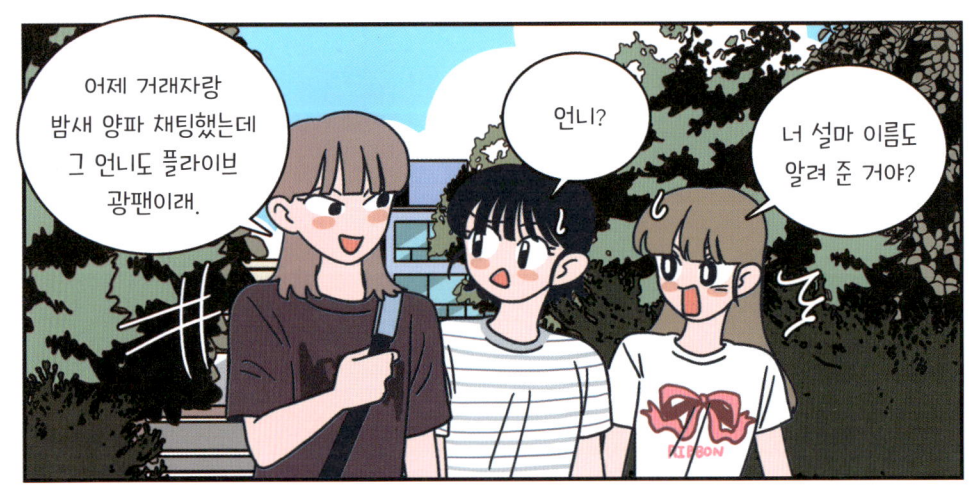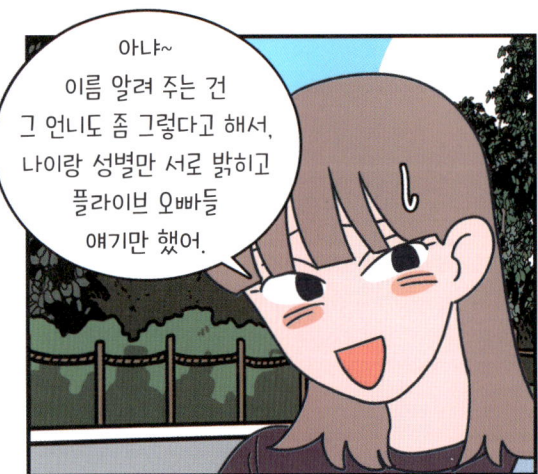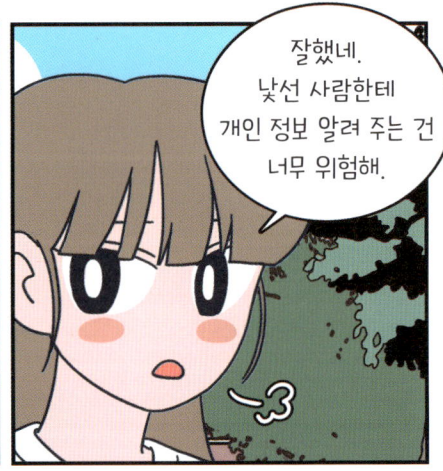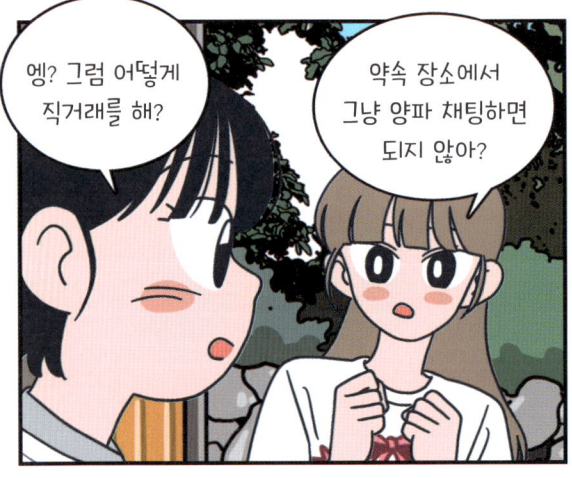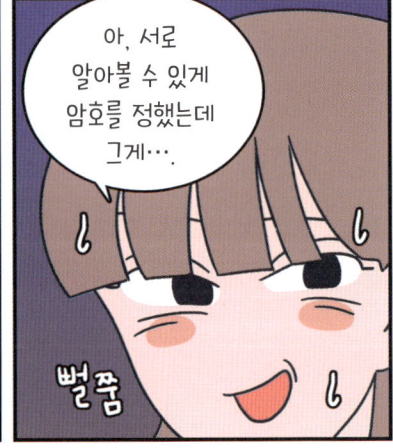

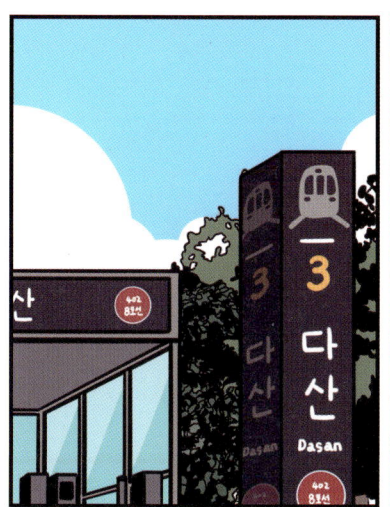
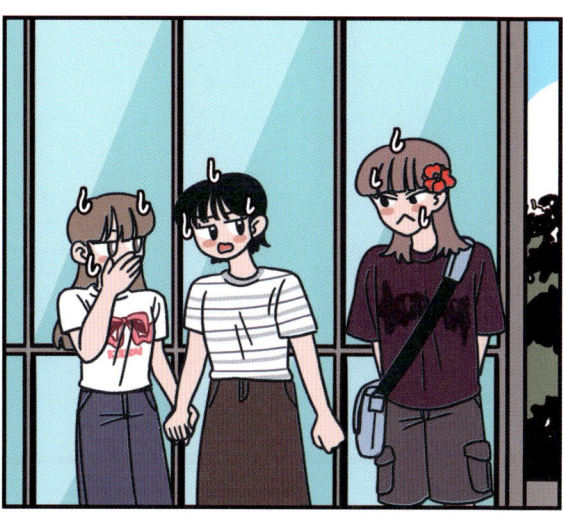
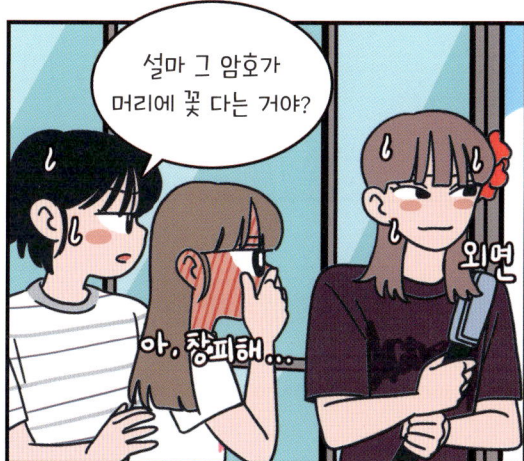
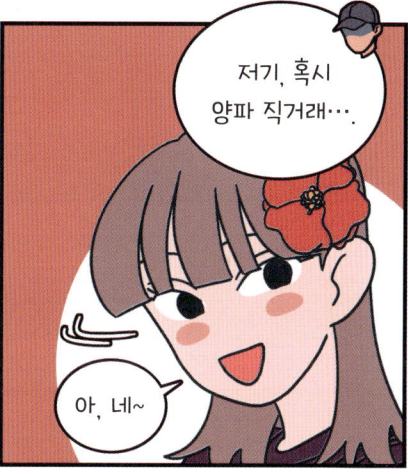
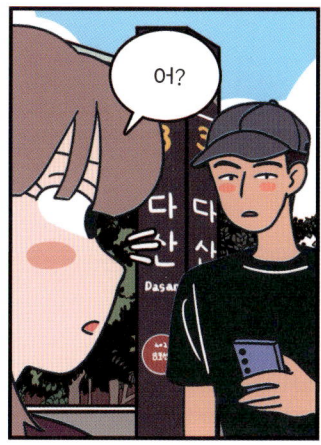
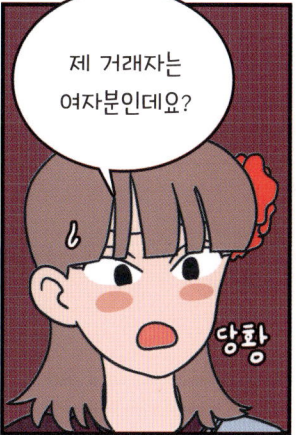
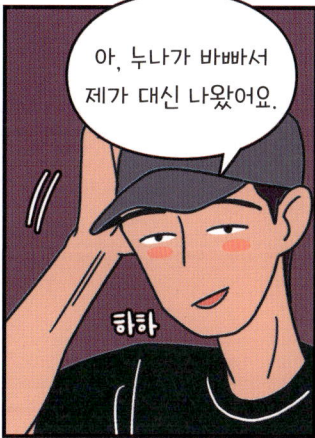

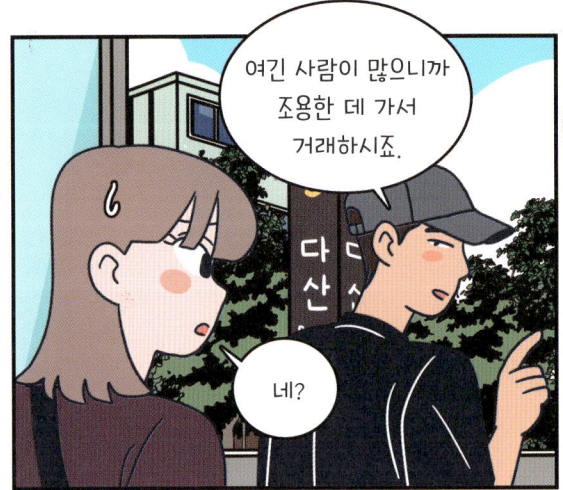
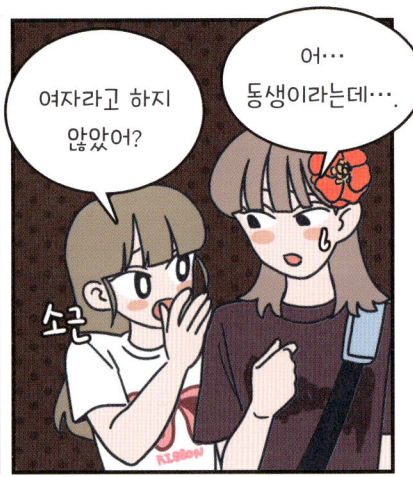
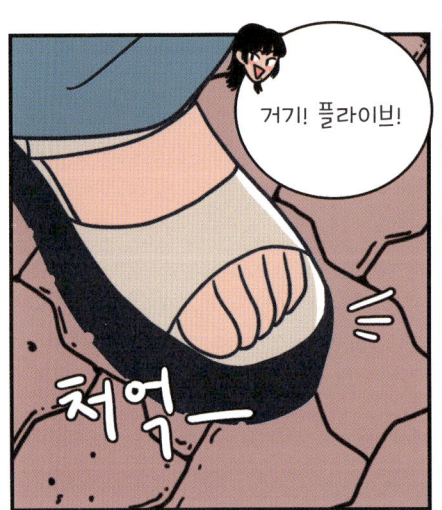
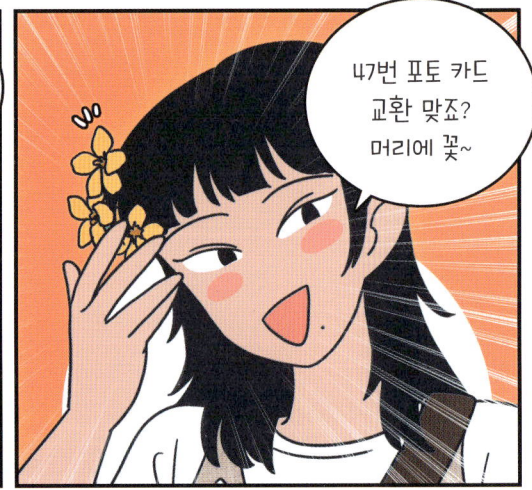
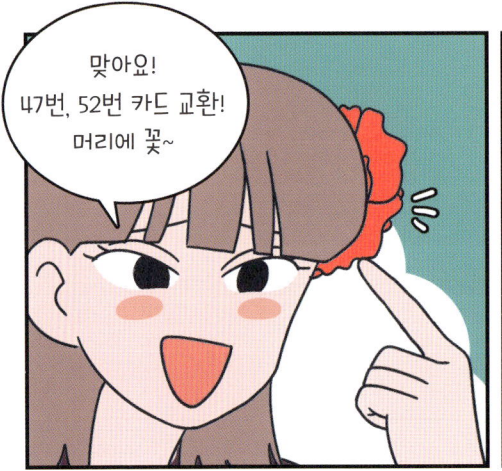
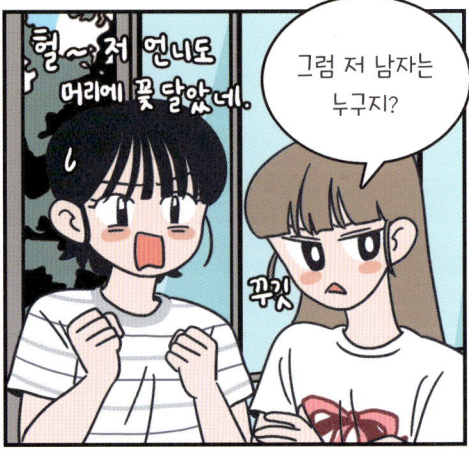

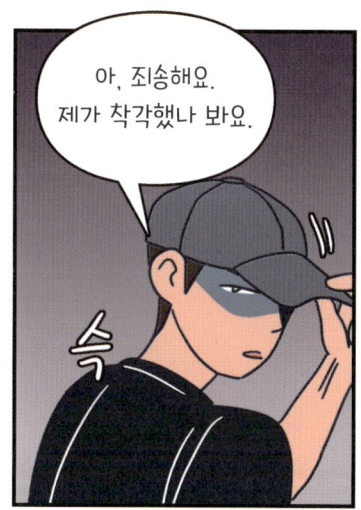
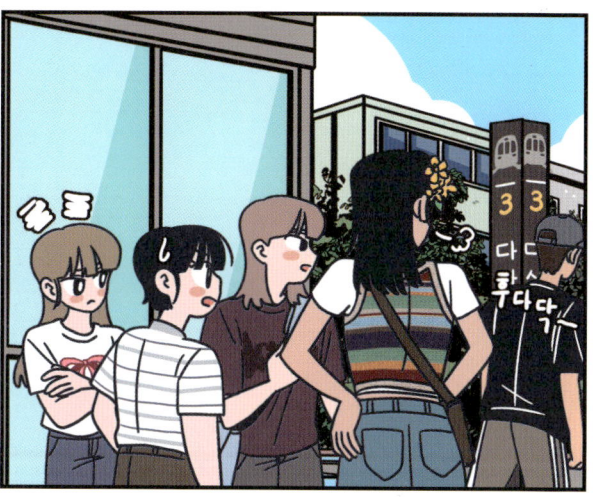
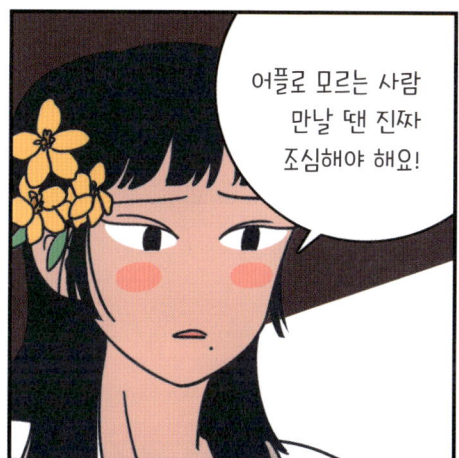
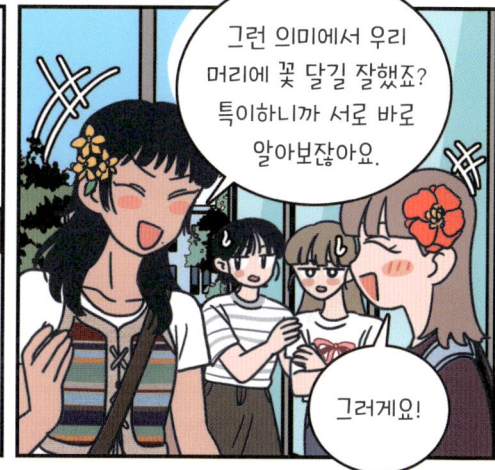
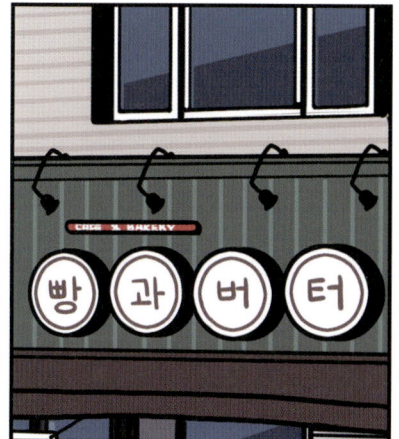
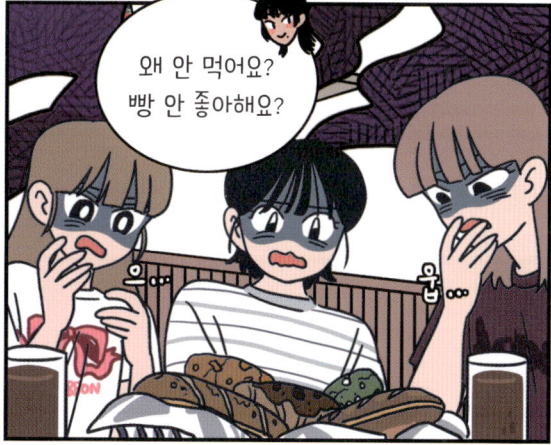

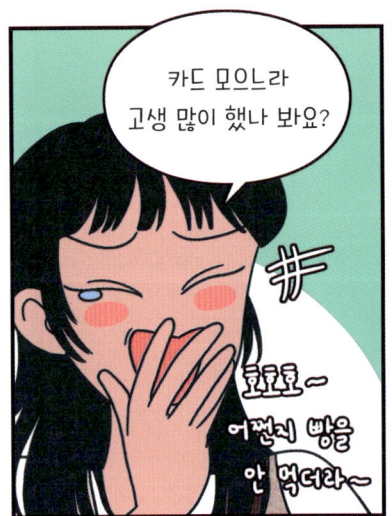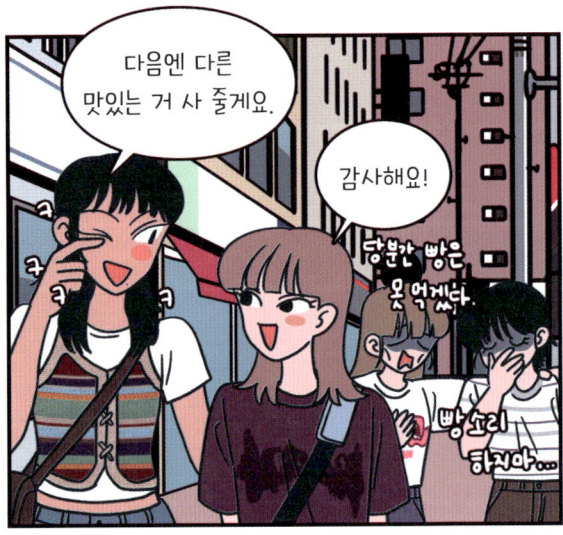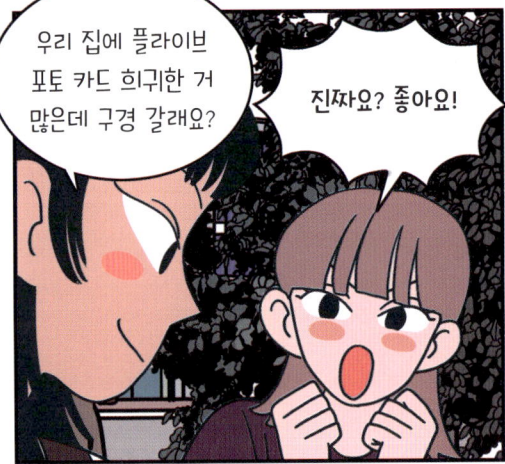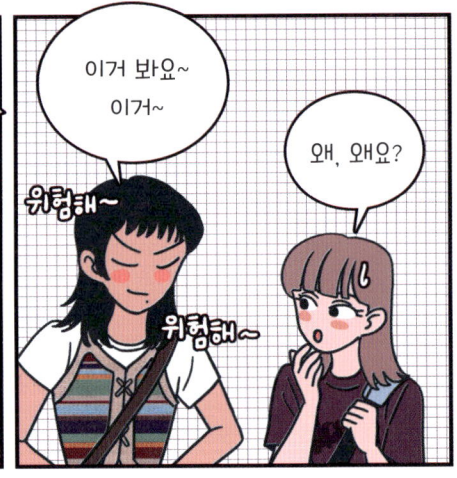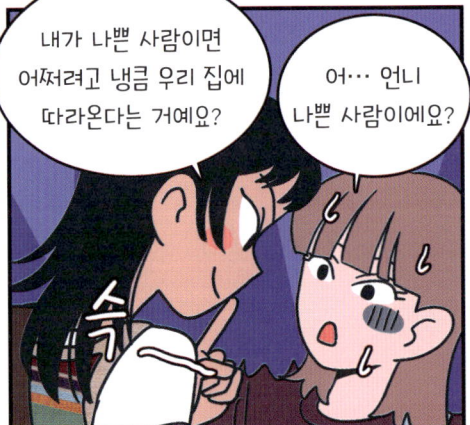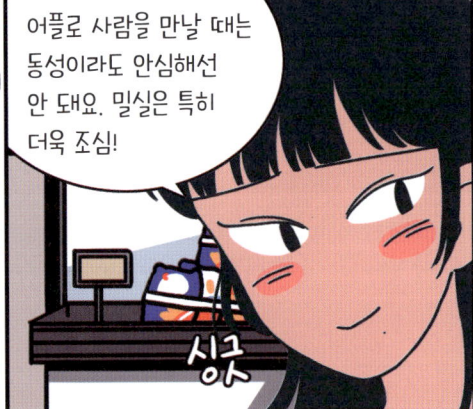

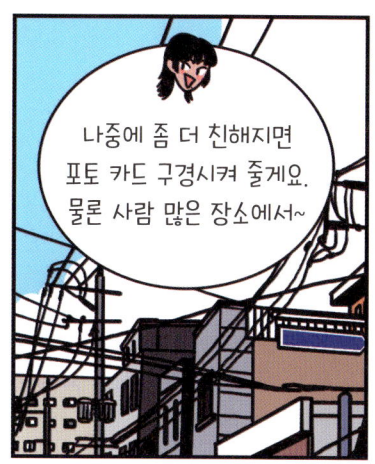
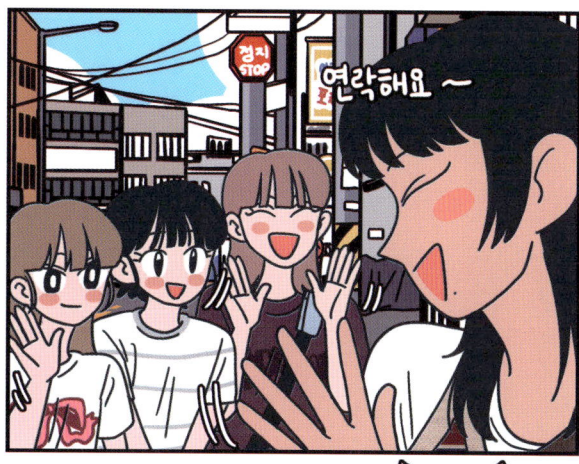
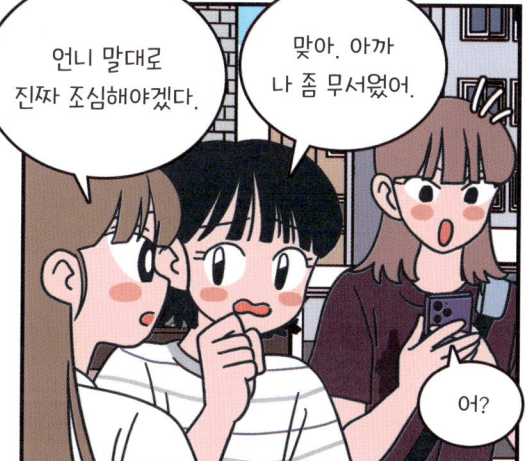
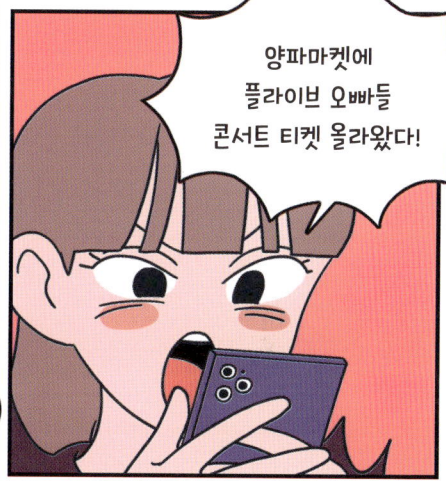
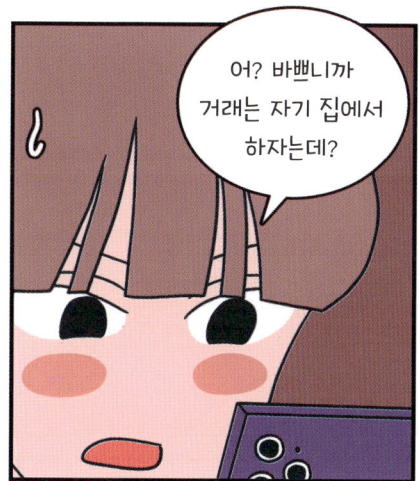
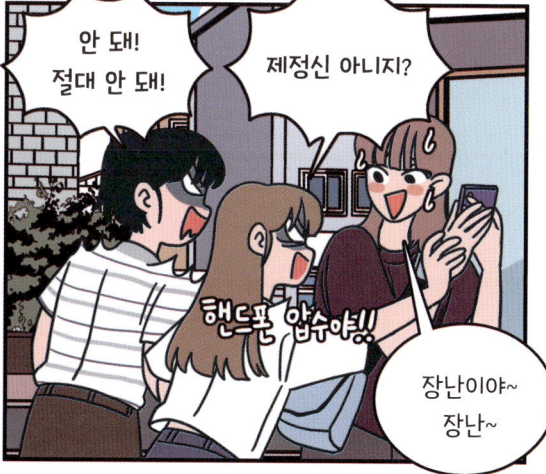

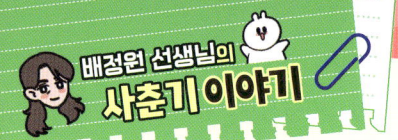

온라인 만남

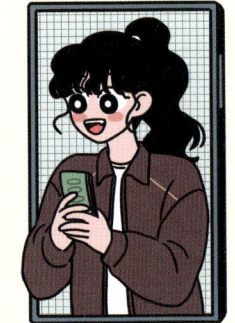

오늘날 우리는 인터넷을 통해 모르는 사람들과 알게 되거나 소통하는 일이 많아졌습니다. 모르는 사람의 SNS 게시글에 좋은 반응을 보이거나, 댓글을 남기기도 하고 중고 거래나 게임을 통해 새로운 사람을 알게 되거나 친해지기도 하지요. SNS는 다양한 사람들과 쉽게 관계를 맺도록 연결해 준다는 큰 장점이 있어요. 그리고 메시지를 보내 채팅을 주고받는 것은 실제로 얼굴을 마주하지 않으니, 현실에서 실제로 사람을 마주하는 것보다 어색함도 적고, 관계에 대한 걱정도 덜하지요. 이렇게 인터넷상에서 메시지를 주고받다 보면 우리는 상대와 심리적으로 금방 친해진 듯이 생각하고 자신의 비밀스러운 이야기를 털어놓게 되기도 합니다. 이러한 점은 우리가 인터넷을 매력적으로 느끼는 이유가 되기도 하지만 단점이 될 수도 있습니다. 인터넷으로 알게 된 상대는 여러분이 생각하는 사람이 아닐 수도 있거든요. 상대는 자신이 여자라고 말하지만, 남자일 수도 있고, 같은 또래인 줄 알았지만 실제로는 나이가 많은 사람일 수도 있습니다. 그러므로 인터넷으로 알게 된 사람을 실제로 만나는 것은 조심해야 해요. 위험을 피하기 위해서는 상대방을 조금 의심해서 나쁠 게 없습니다.

생각 키우기 온라인 에티켓

1. 상대방을 존중하고 배려하는 언어 사용하기
2. 개인정보를 함부로 공유하지 않기
3. 상대방의 동의 없이 성적인 대화나 콘텐츠를 공유하는 것은 폭력이므로 상대방이 불편함을 표현했다면 즉시 중단하기
4. "No"라는 답변을 받았을 때는 더 이상 요구하지 않기
5. 상대방의 프라이버시를 존중하고 강요하지 않기
6. 서로의 신체적, 정신적 경계를 인정하고 존중하기
7. 자신의 민감한 사진, 영상을 절대 공유하지 않기
8. 다른 사람의 사진, 영상을 동의 없이 저장하거나 공유하지 않기
9. 성적 농담이나 불쾌한 별명 사용하지 않기
10. 잘못된 정보를 퍼뜨리지 않기

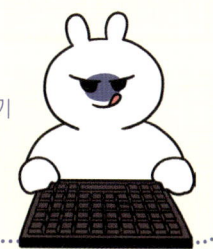

사춘기 상담 SNS로 친해진 사람과 실제로 만나고 싶어요.

온라인에서 알게 된 사람과 만날 필요가 있을 때는 아래의 안전 수칙을 잘 지키면서 좀 더 조심할 필요가 있습니다. 특히 상대방이 나이 차이가 크게 나는 성인이라면 더욱 주의하세요.

1. 부모님이나 친구에게 그 약속에 대해 미리 알리세요.
2. 공공장소에서 친구와 함께 만나세요.
3. 만남 도중에도 친구나 부모님께 주기적으로 연락하세요.
4. 집 주소, 학교 정보 등 민감한 개인정보는 공유하지 마세요.
5. 불편함을 느끼거나 위험을 감지하면 즉시 그 자리를 피하세요.
6. 필요하다면 주변에 도움을 요청하거나 112에 신고하세요.
7. 상대방이 건네는 음식이나 음료는 가급적 받지 마세요.
8. 실시간 위치 공유 앱을 통해 보호자가 위치를 확인할 수 있게 하세요.

3장
좋아하는 마음은 자유로워!

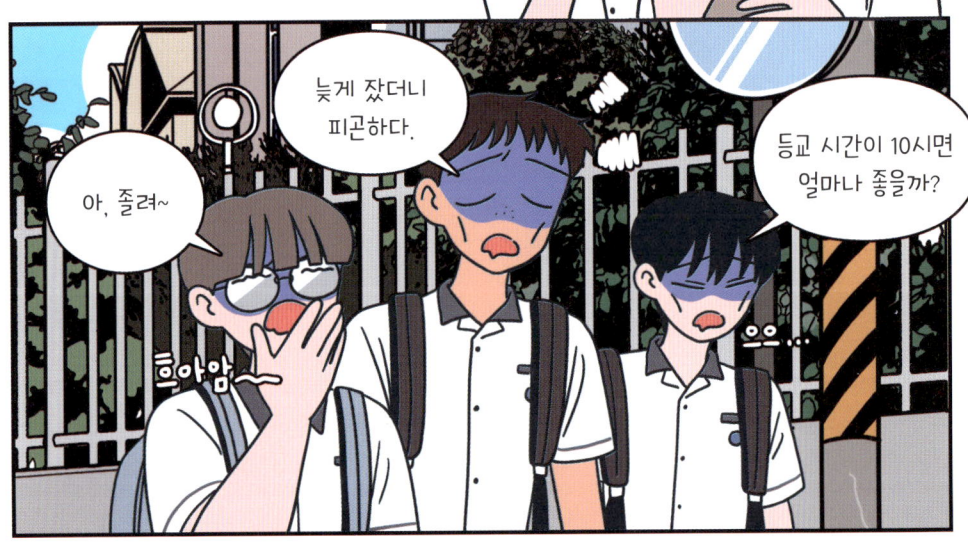

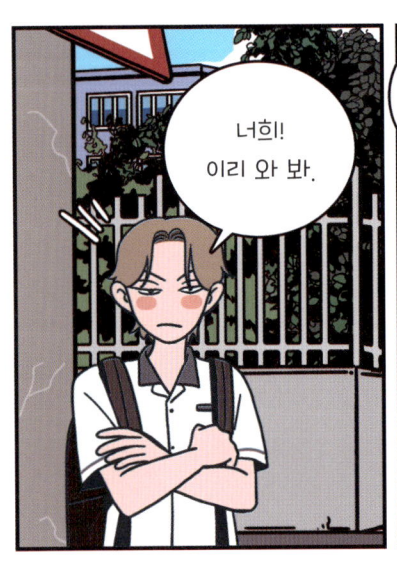

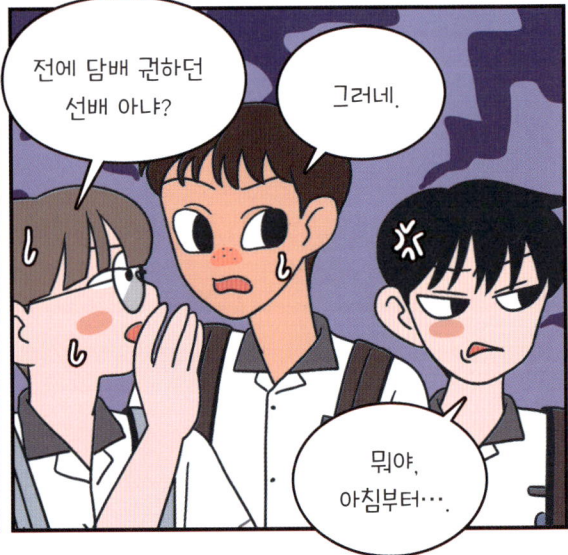

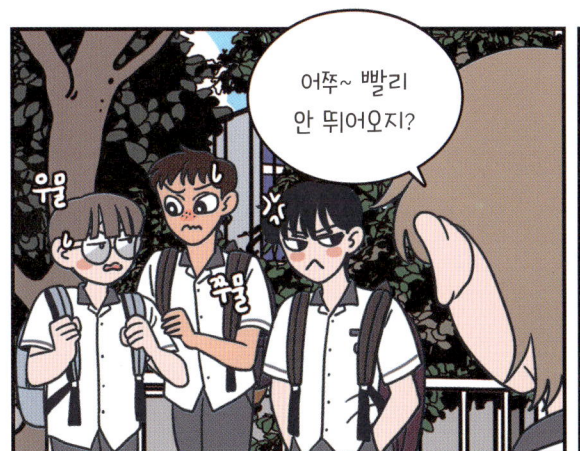
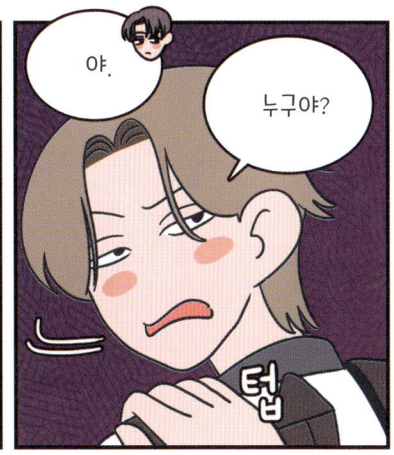
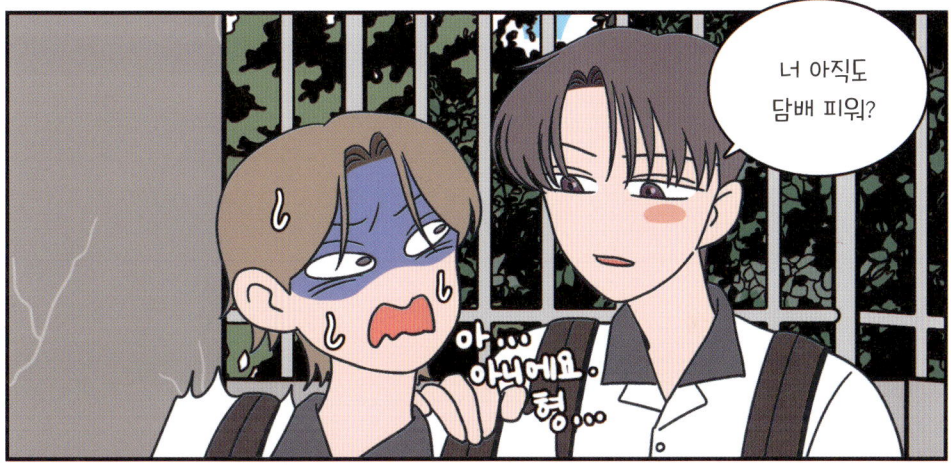
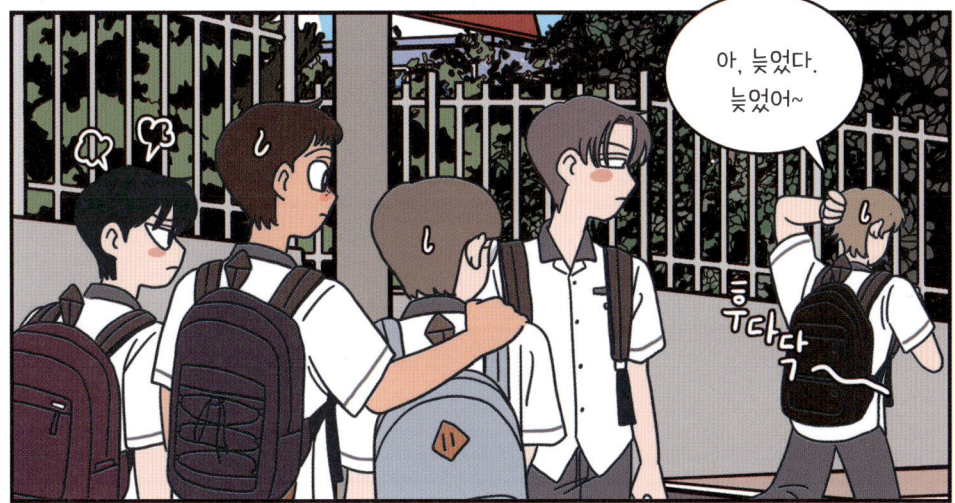

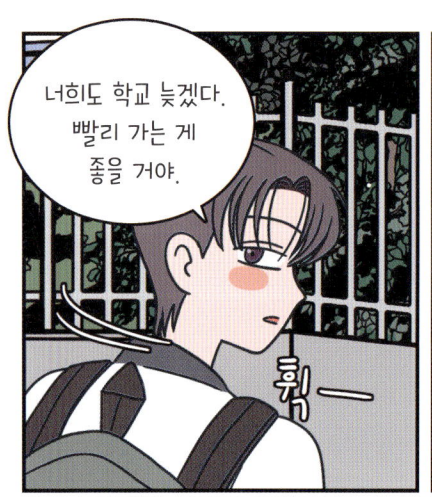
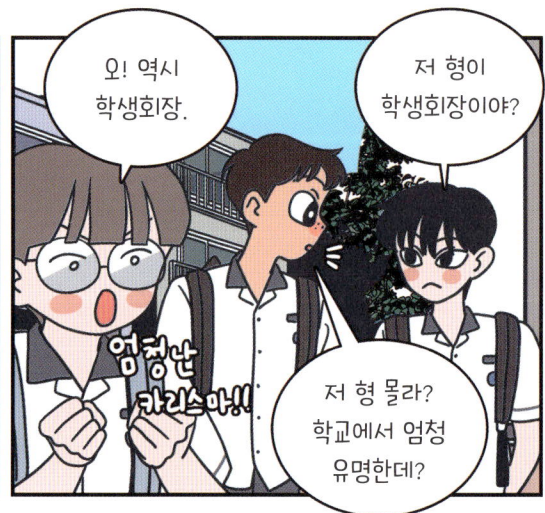
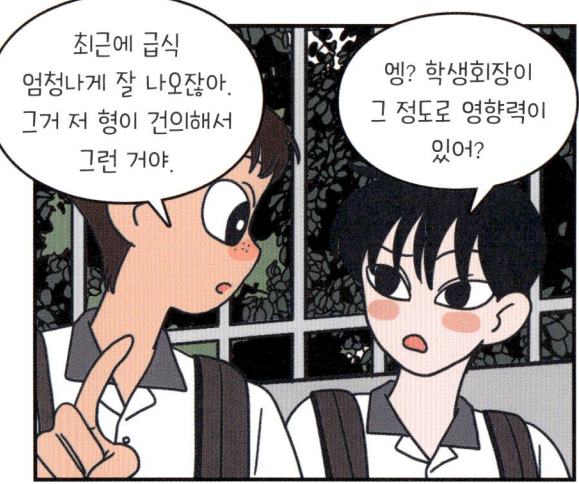
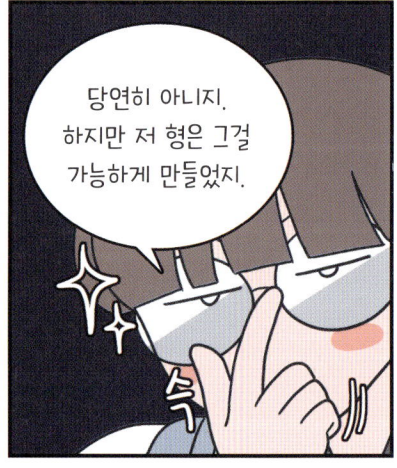
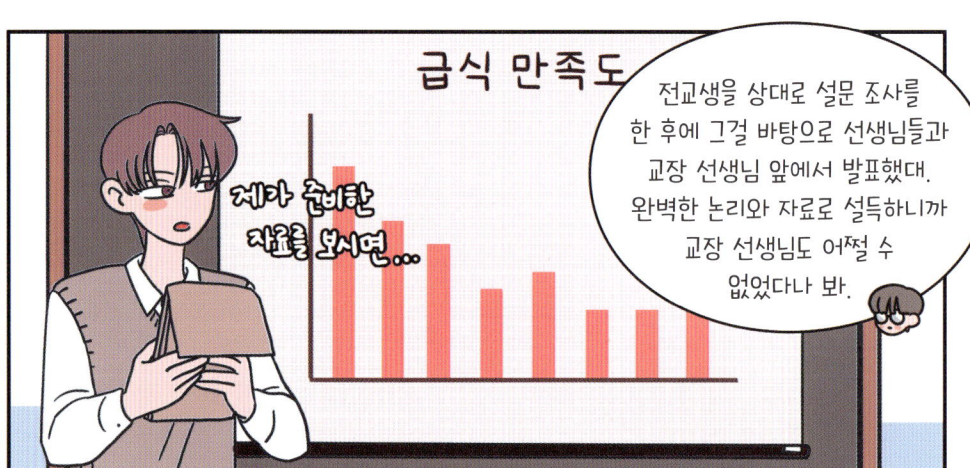

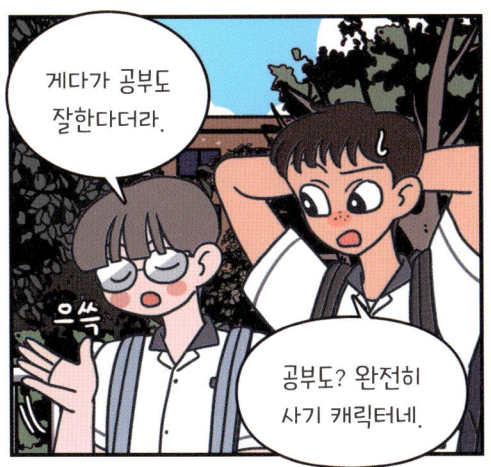
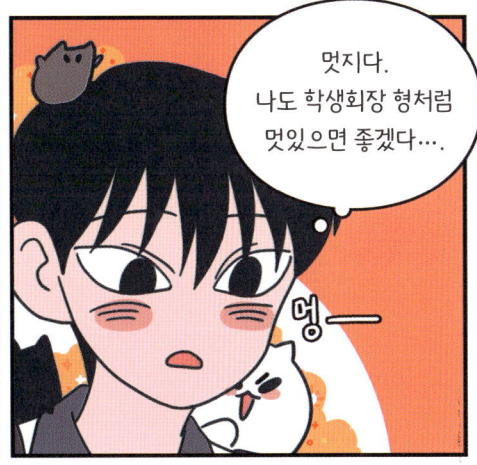
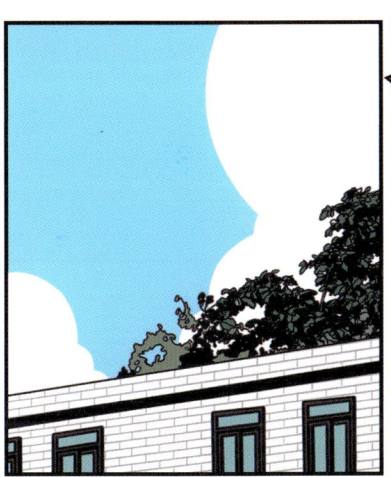
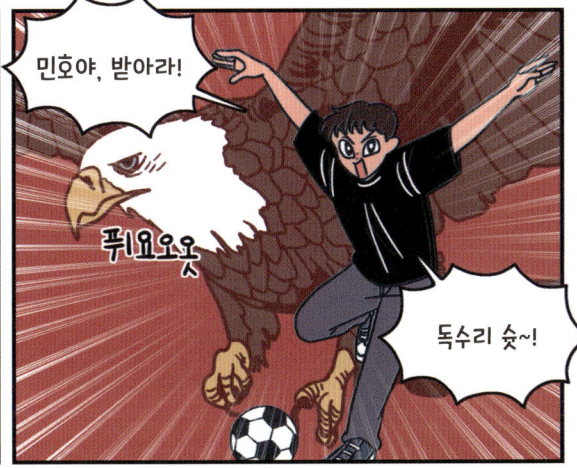
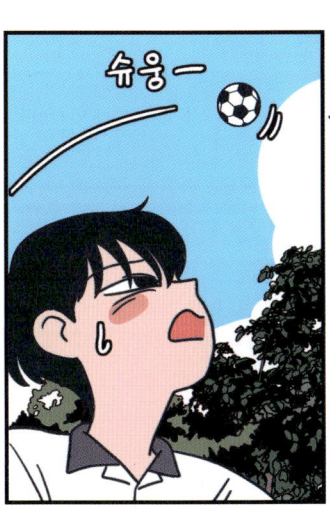
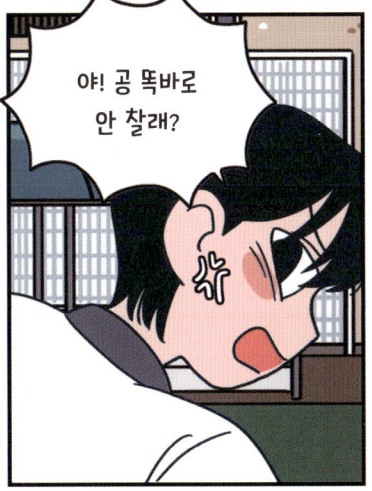
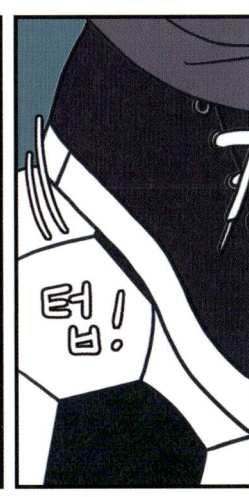

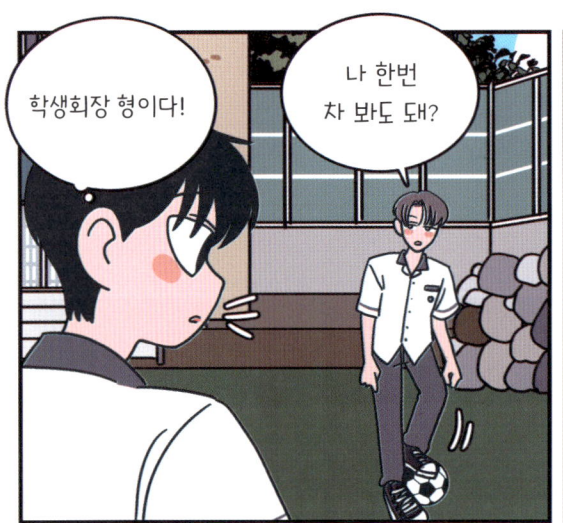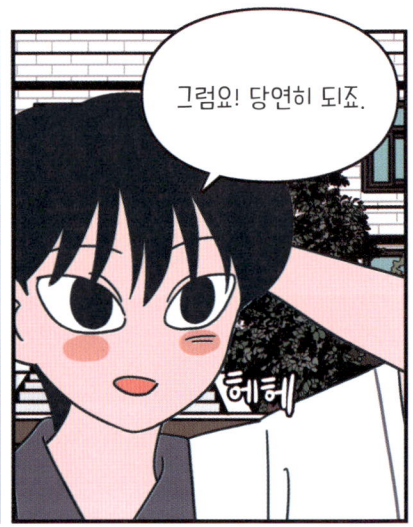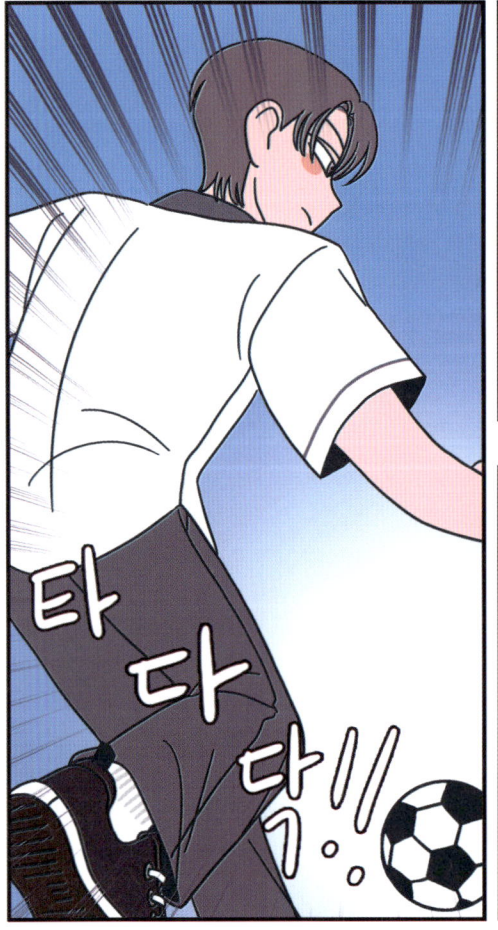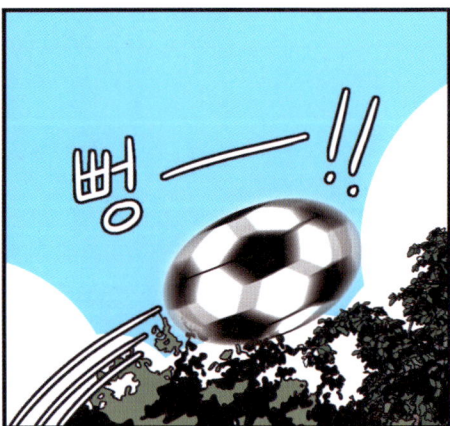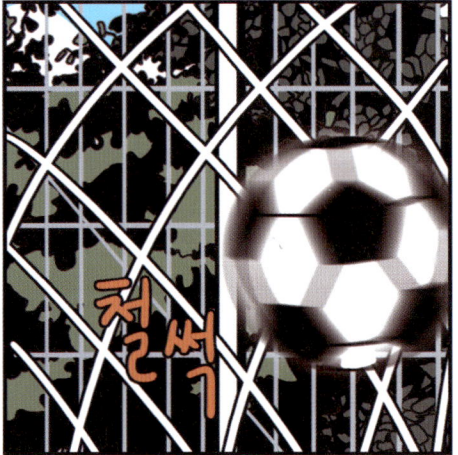

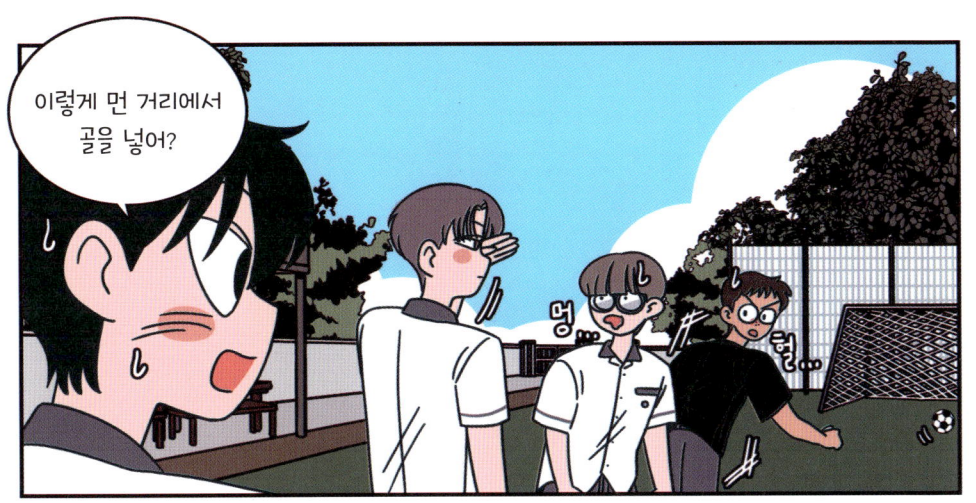
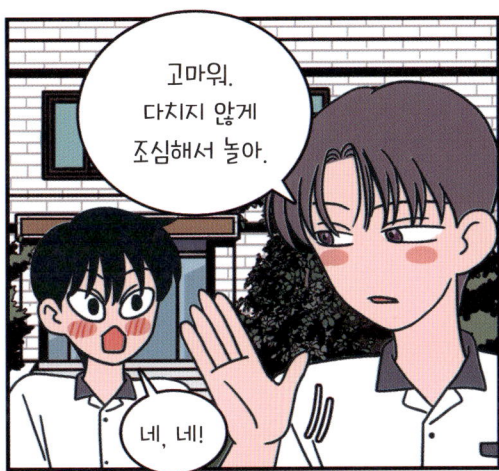
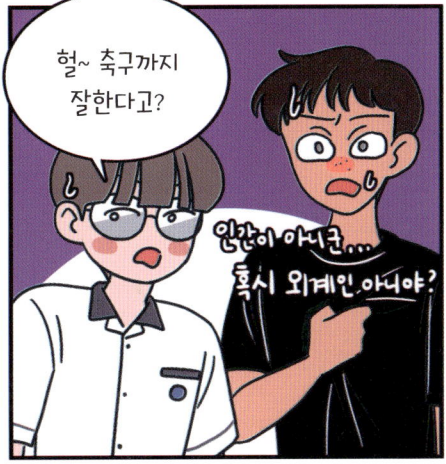
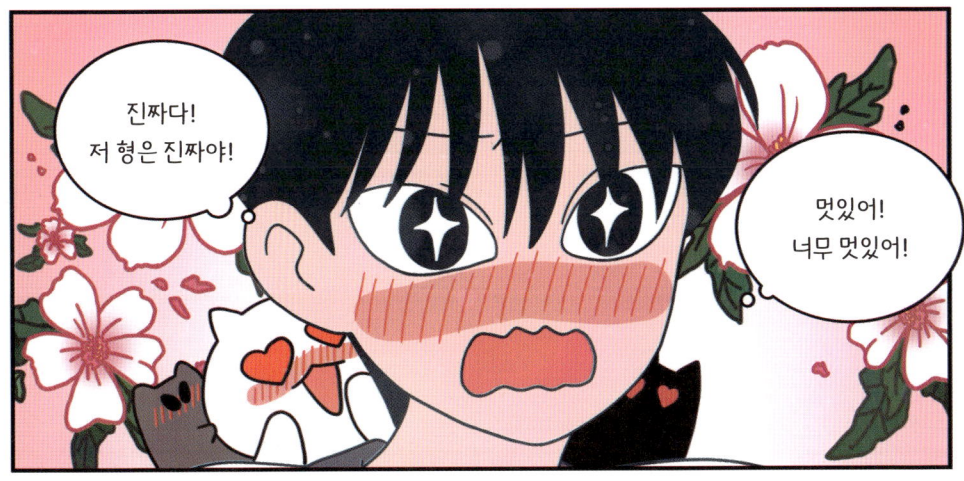

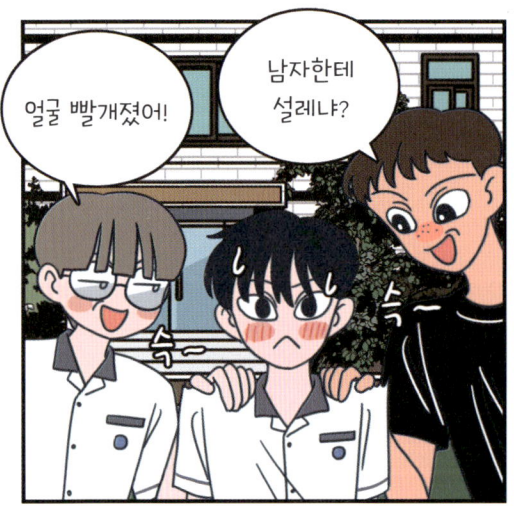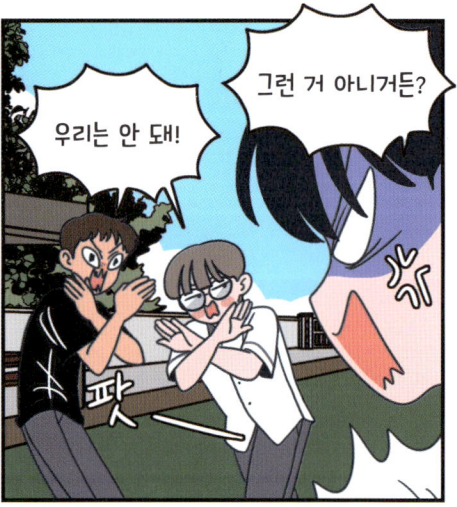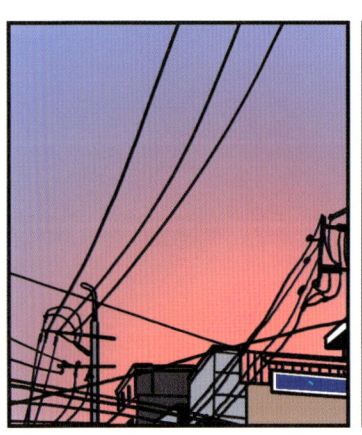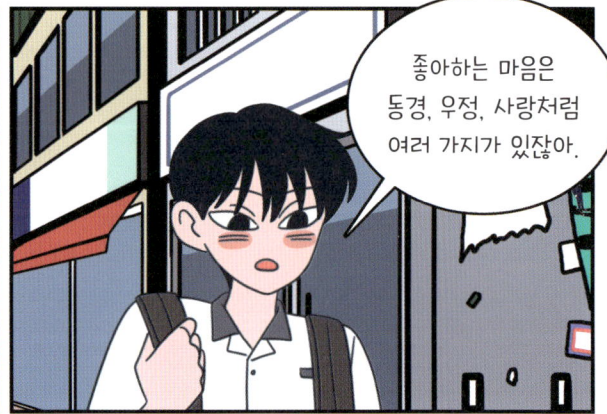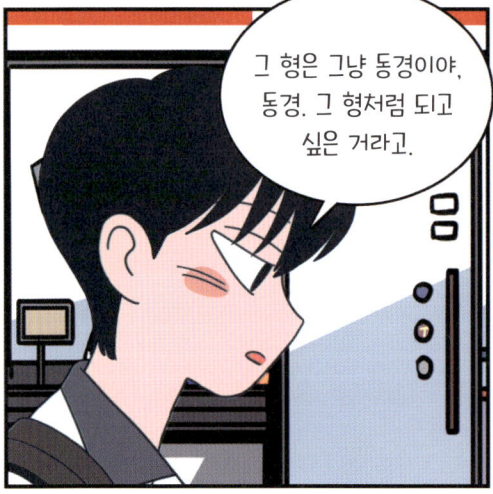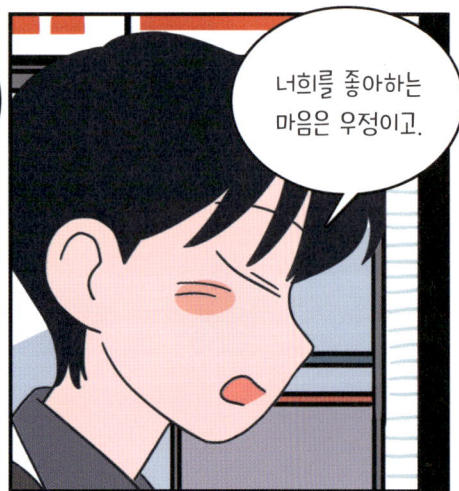

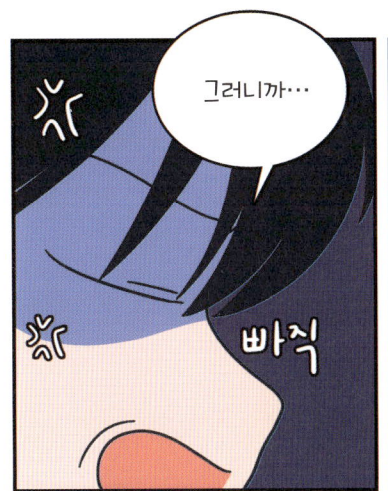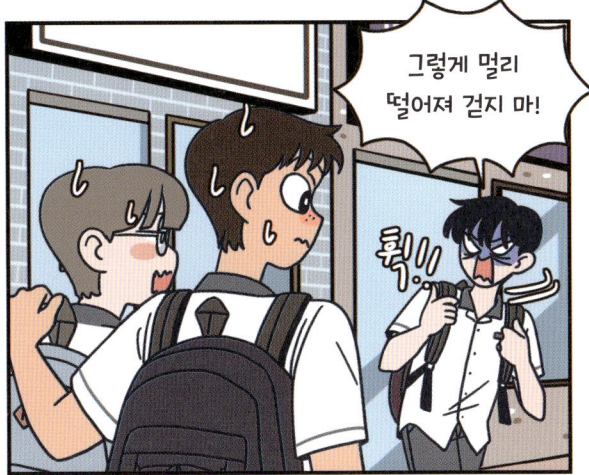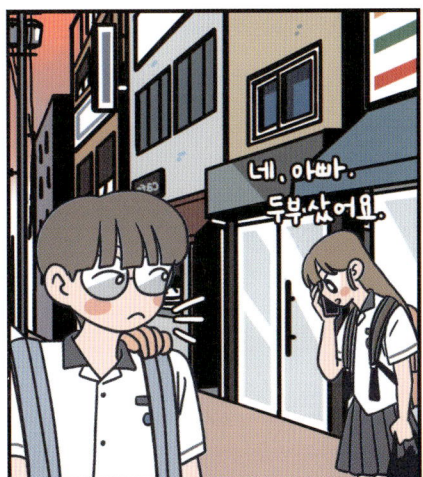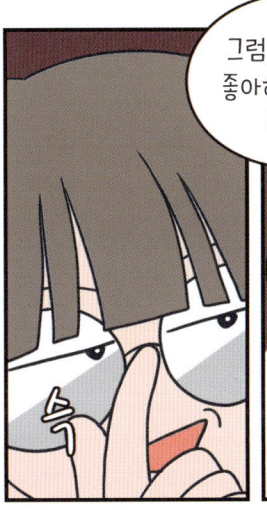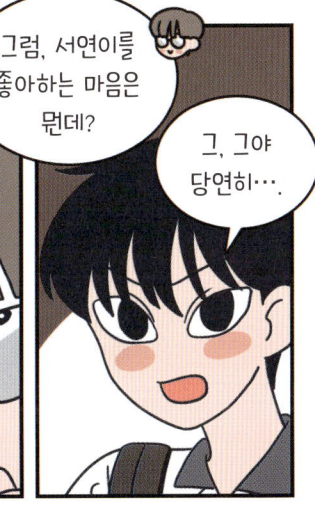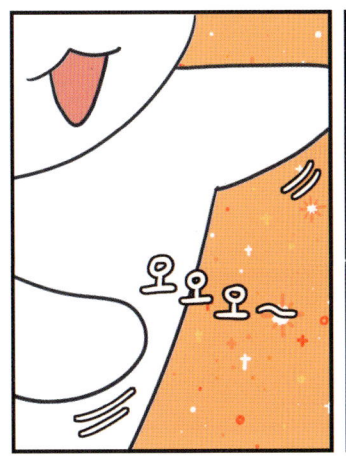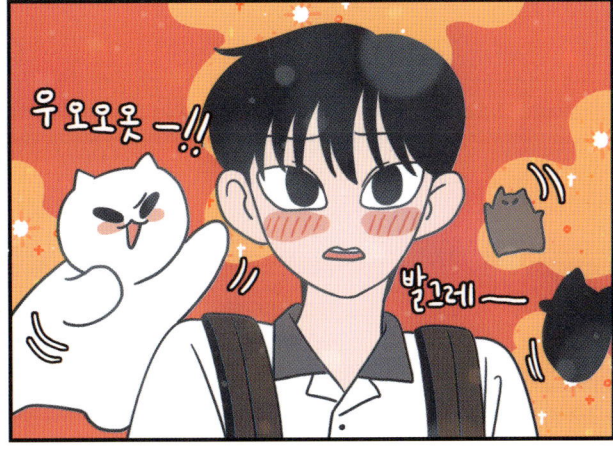

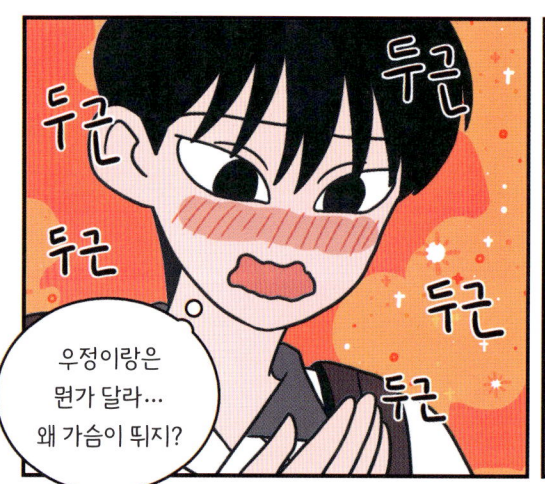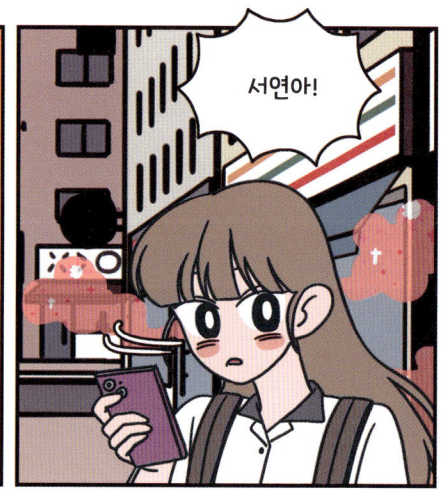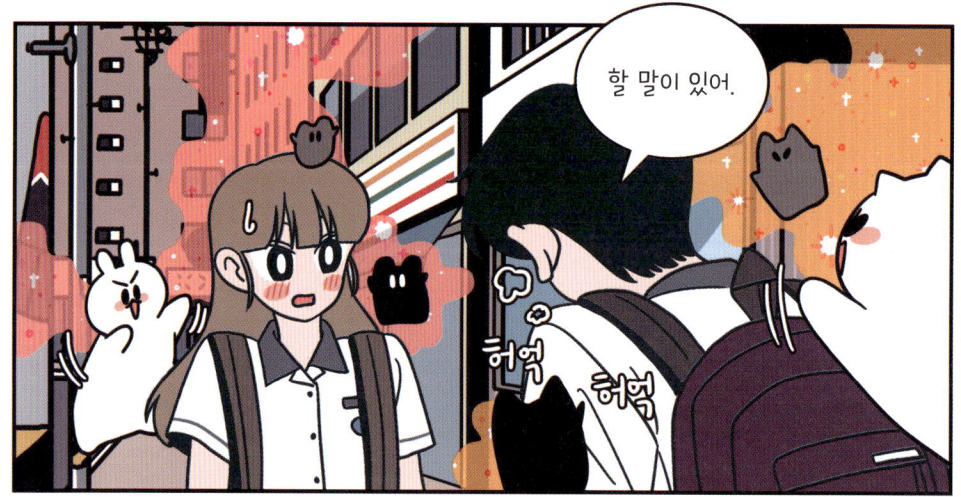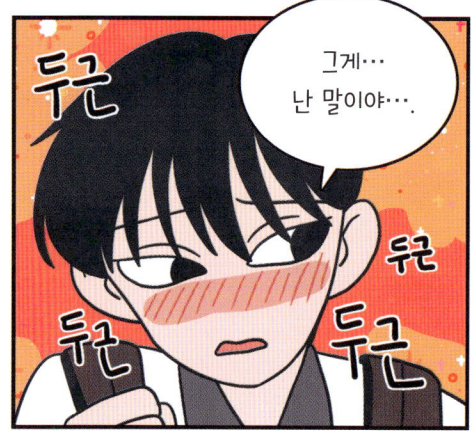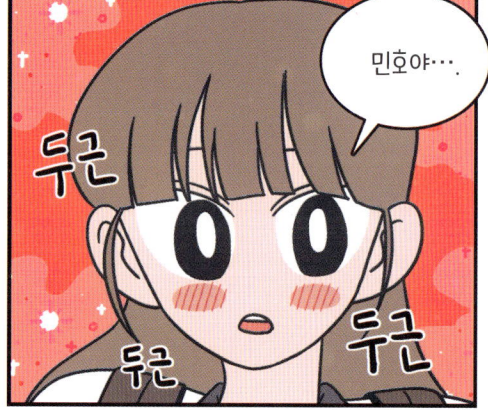

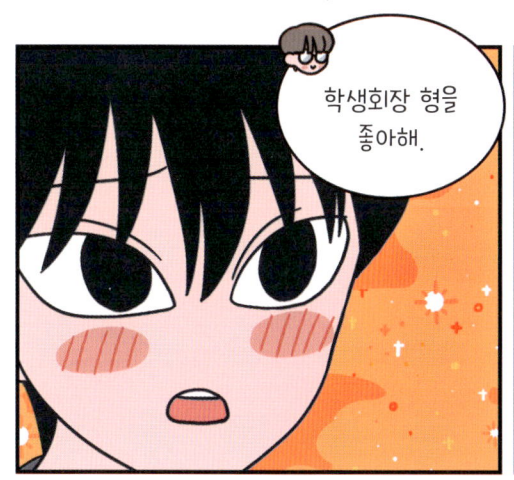
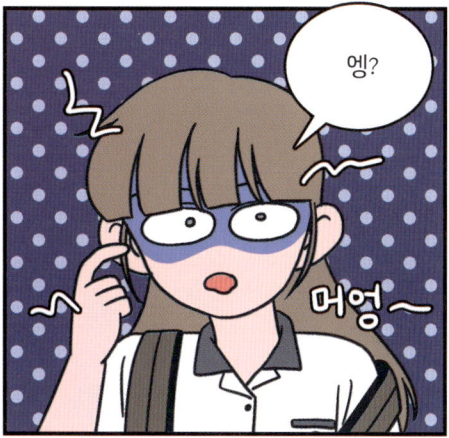
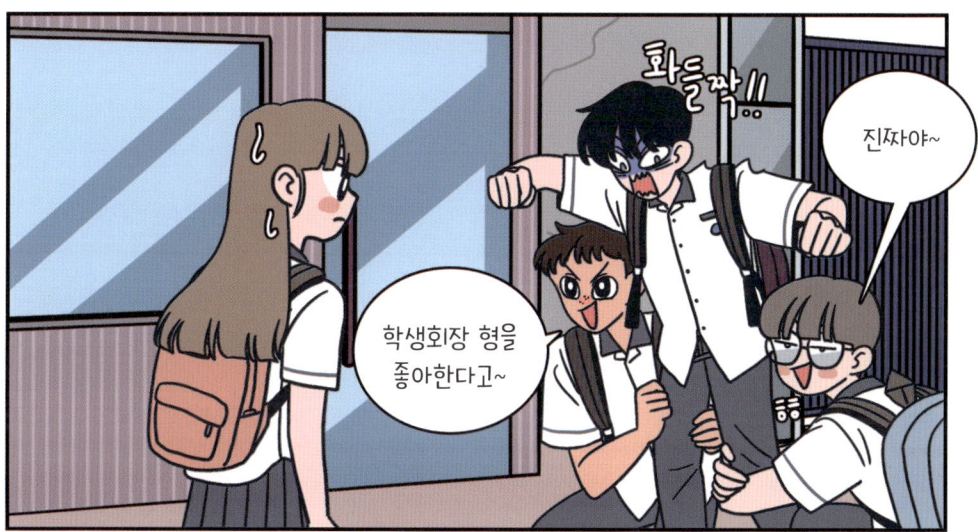
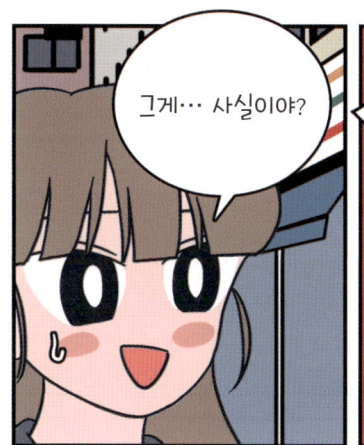
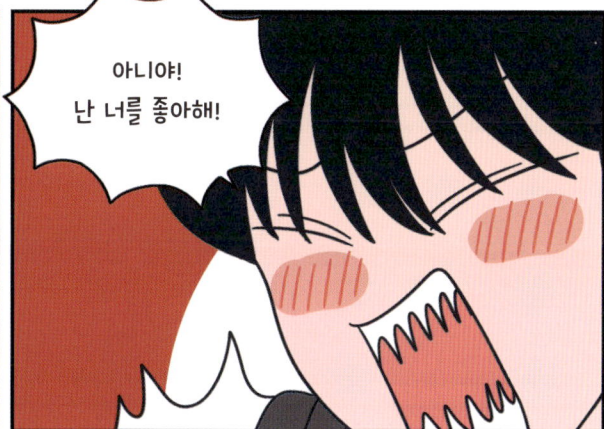

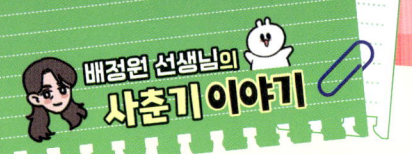

성 정체성과 성 지향성

'성 정체성'이란, 자신이 생각하고 느끼는 성별을 말해요. 대부분의 사람은 여성, 남성이라는 생물학적 성별과 마음의 성별이 일치하지만, 그렇지 않은 사람도 있습니다. 예를 들면 생물학적으로는 여자의 몸을 가졌지만, 자신을 남자로 생각하고 느끼는 것이죠. 혹은 사회에서 정한 어떤 성별에도 자신이 속하지 않는다고 생각하는 사람들이 있어요. 또한 사랑과 성욕이 향하는 방향을 '성 지향성'이라고 하는데, 대부분의 사람은 이성을 향하지만 그렇지 않은 사람도 있습니다. 동성을 사랑하는 사람, 양성 모두를 사랑하는 사람, 어떤 대상에도 성적인 사랑을 못 느끼는 무성애자도 있지요. 세계적으로 수천 년간 성 정체성과 성 지향성에 관해 연구하고 있지만, 아직도 무엇이 자신의 성적 지향을 결정하는지는 확실하지 않습니다. 어쨌든 인류 역사상으로 아주 오랫동안 자신의 생물학적 성별과 성 정체성을 다르게 느끼거나, 동성애를 하는 이들이 존재해 왔지요.

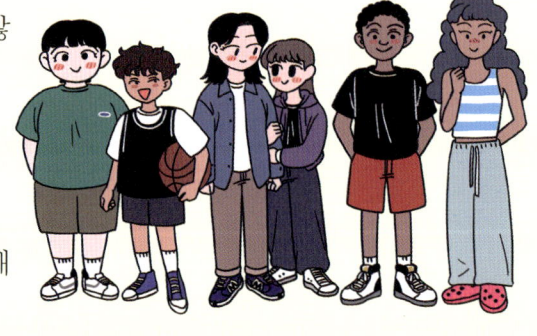

사람들은 모두 자기가 원하는 모습으로 살기를 원하고, 그래야 행복할 수 있어요. 그렇기에 나와 생각이나 행동 방식이 다르다고 해서 차별하거나 혐오해서는 안 됩니다. 차이를 인정하고 존중할 때 우리 사회는 더욱 건강하고 행복한 공동체가 될 수 있어요. 차별과 편견 없는 사회를 만들어 가는 것은 우리 모두의 책임이자 권리입니다.

생각 키우기 — 소수자

사회에서 소수자는 차별받는 일이 많습니다. 소수자는 동성애자, 양성애자, 트랜스젠더 같은 성적 소수자와 다문화가정, 외국인 근로자, 어린이, 노인, 장애인 같은 사회적 약자가 있고, 특정 사회에서는 여성도 사회적 약자입니다. 우리는 서로 다른 특성을 가진 고유한 개인이며, 성적 지향, 성 정체성, 인종, 문화, 종교, 장애 여부 등과 관계없이 동등한 존엄성을 가져요. 이러한 다양성은 사회를 창의적이고 풍요롭게 만듭니다. 소수자를 동정하거나 차별하는 것이 아닌, 동등한 시민이라는 인식이 필요해요.

사춘기 상담 — 친구가 저에게 커밍아웃을 했는데, 그 친구를 어떻게 대해야 할지 모르겠어요.

성적 소수자가 자기 모습을 자발적으로 드러내는 것을 '커밍아웃'이라고 하지요. 소수자들에 대한 차별과 혐오가 강한 우리 사회에서 커밍아웃과 같은 자신의 취약점을 드러내는 일은 위험한 결정이 될 수도 있어요. 그렇기에 큰 결심을 한 친구를 보호하는 마음을 가지고, 친구의 커밍아웃을 다른 사람에게 말하지 않아야 해요. 혹시 그 친구가 나에게 애정을 느낀다고 고백하더라도 내 마음이 그렇지 않으면 정중하게 거절하면 됩니다. 또한 우정을 유지할지 아니면 관계를 끊을지도 내가 결정하면 됩니다. 하지만 거절을 공개적으로, 혹은 무례하게 해서 그 친구를 비참하게 하거나 위험에 빠뜨려서는 안 되겠죠.

4장

사진이나 숏폼 같은 거 찍고 싶지 않아.

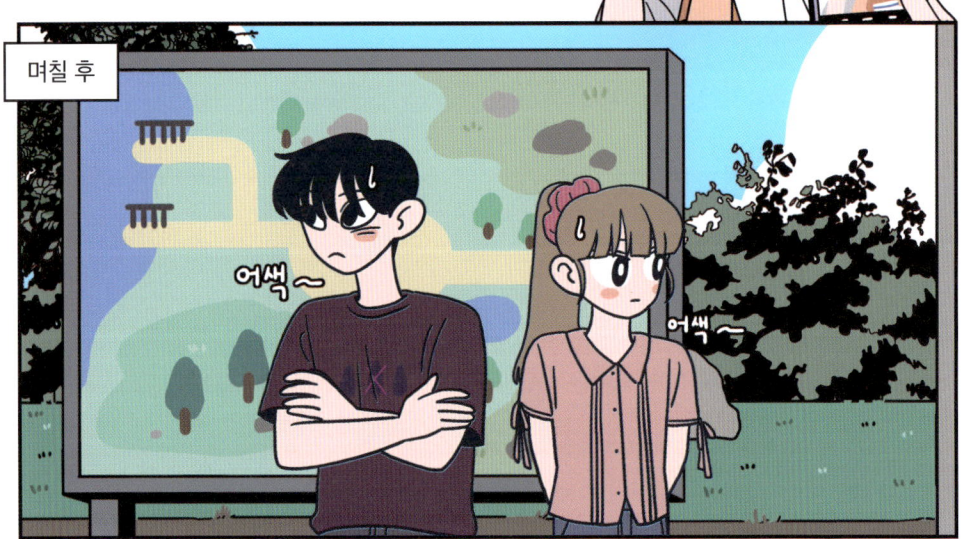

며칠 후

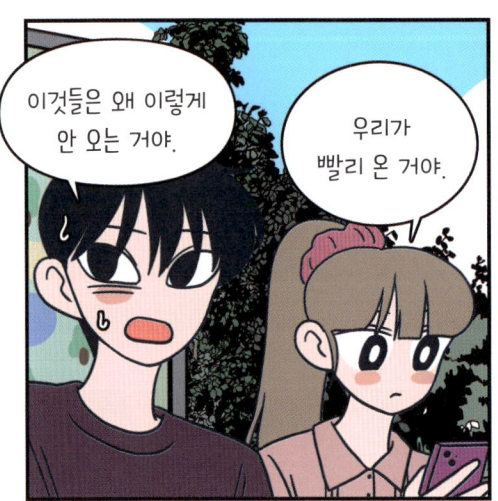

이것들은 왜 이렇게 안 오는 거야.

우리가 빨리 온 거야.

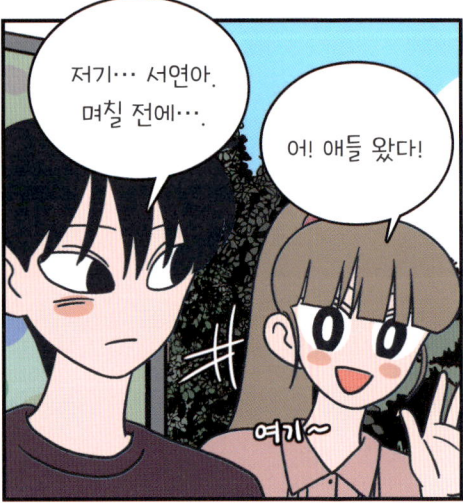

저기… 서연아. 며칠 전에….

어! 애들 왔다!

여기~

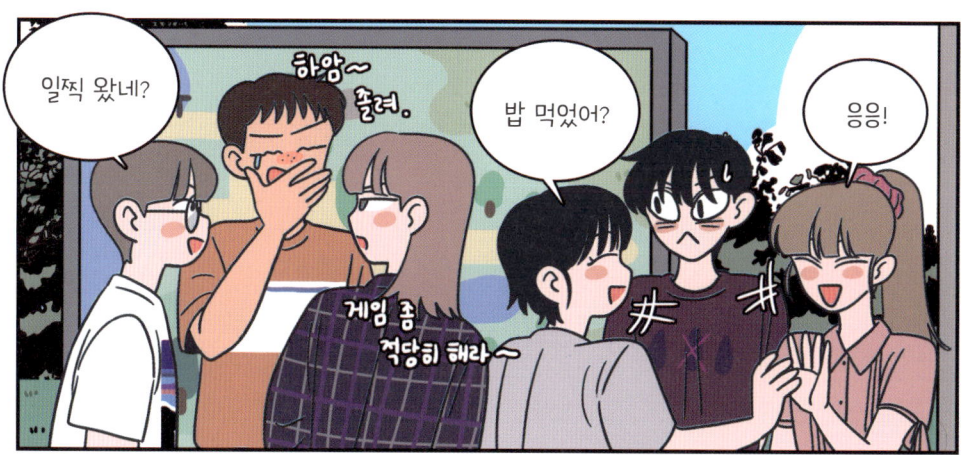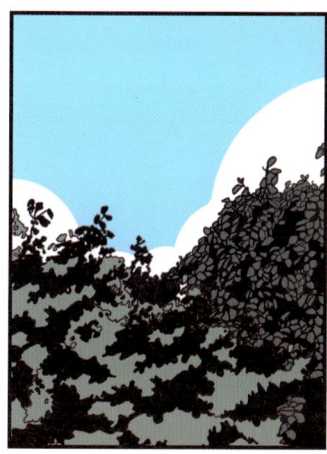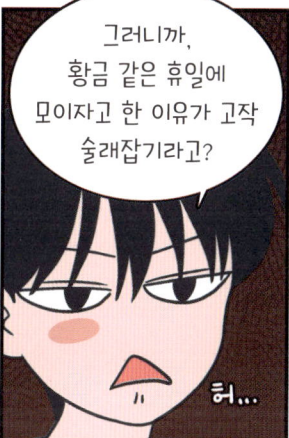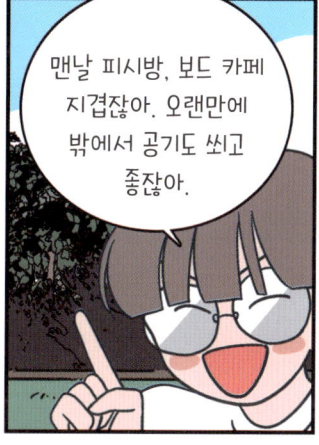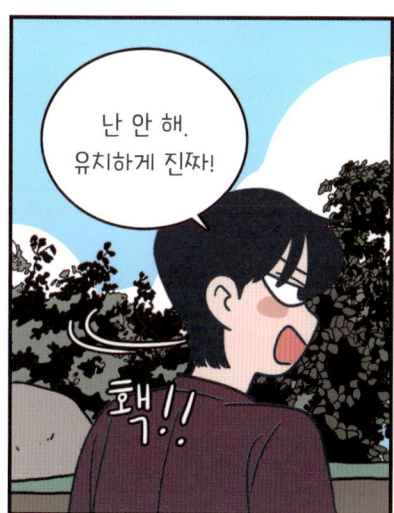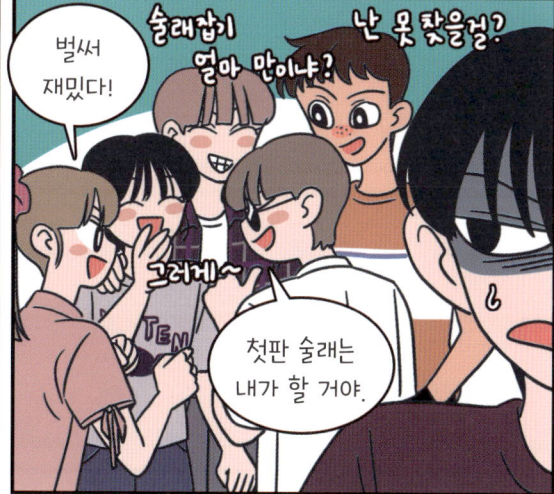

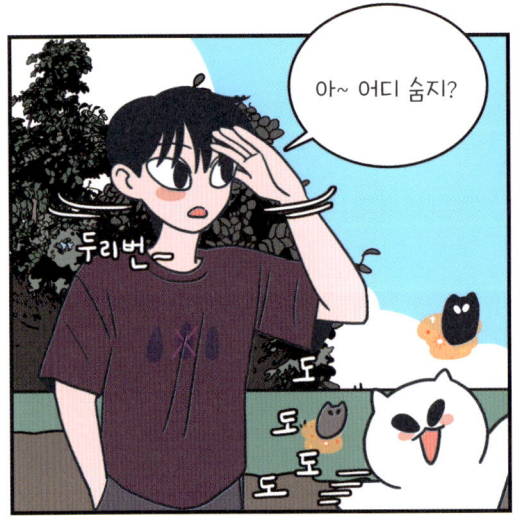
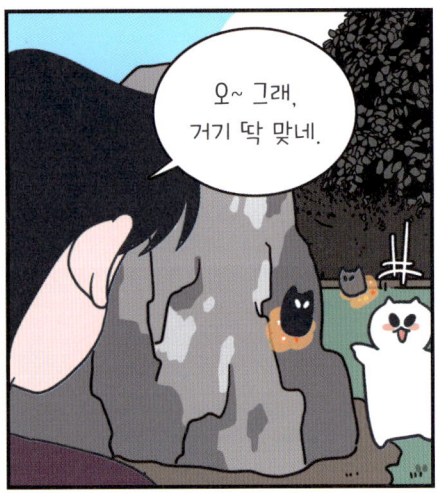
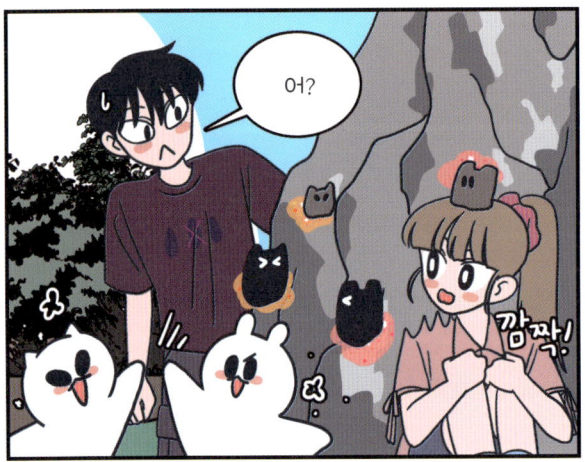
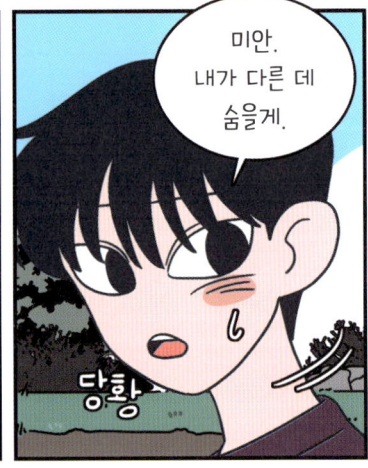
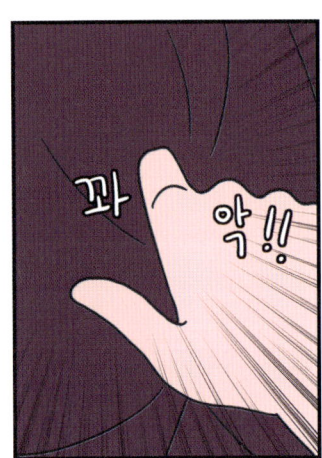
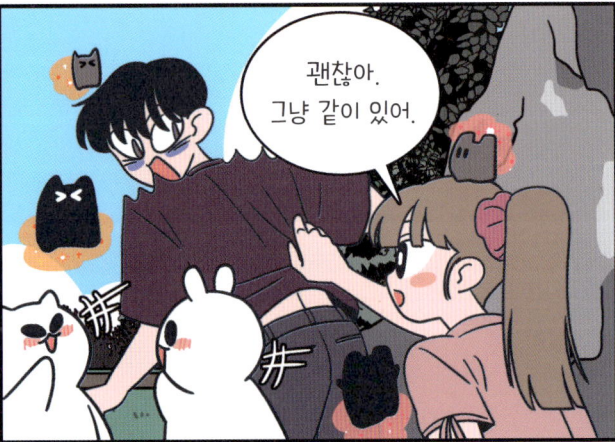

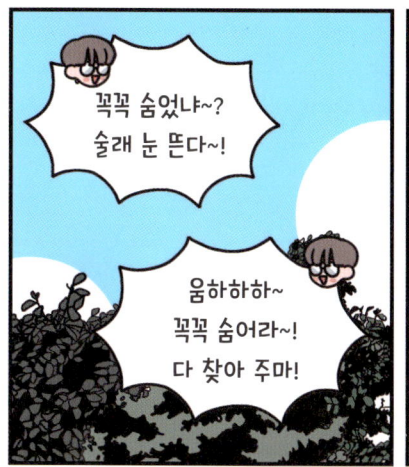
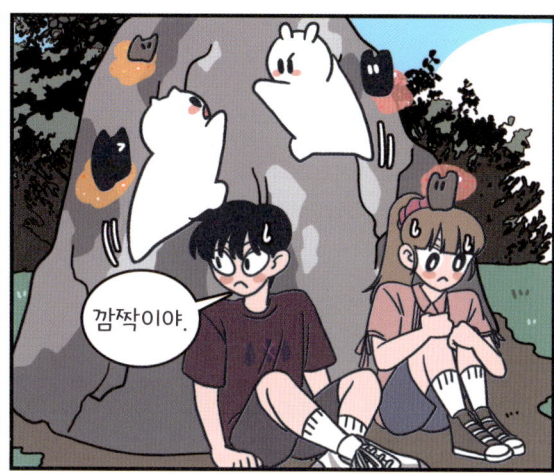
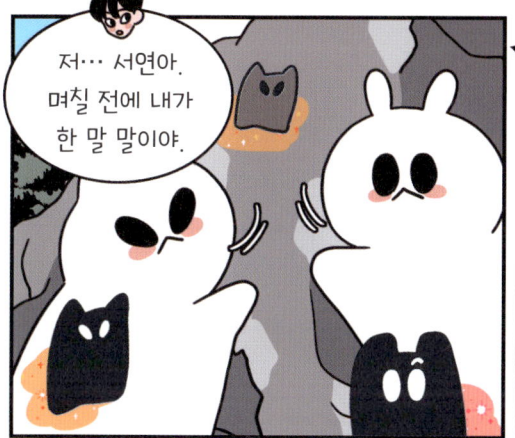
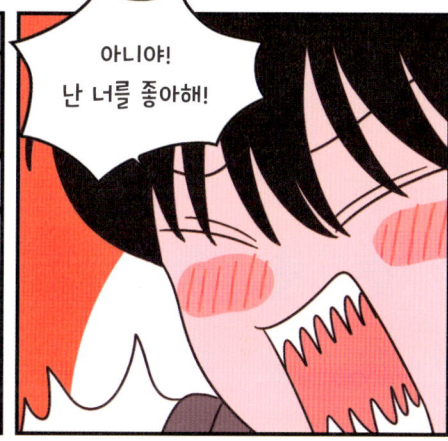
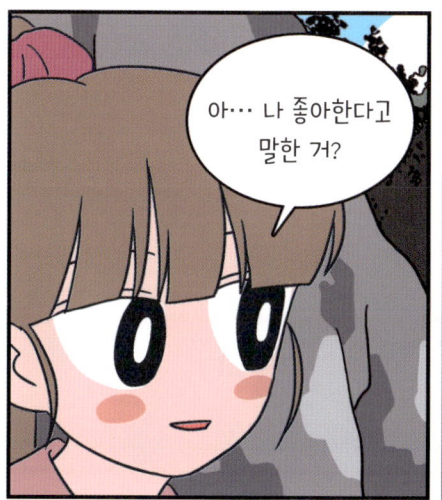
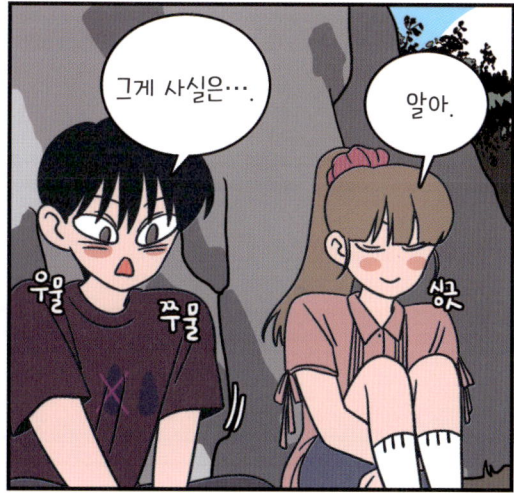

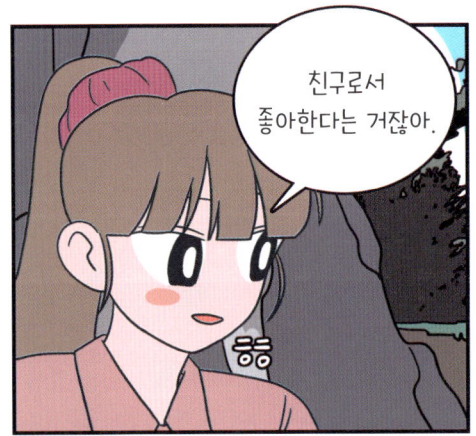
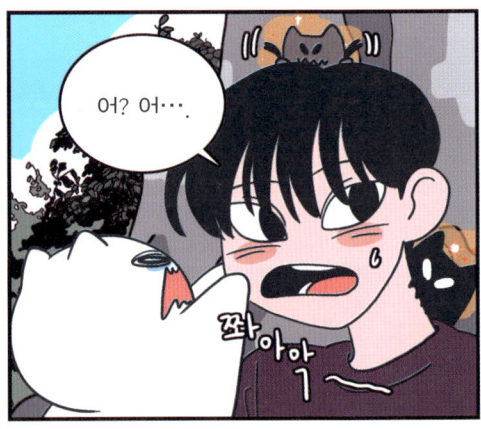
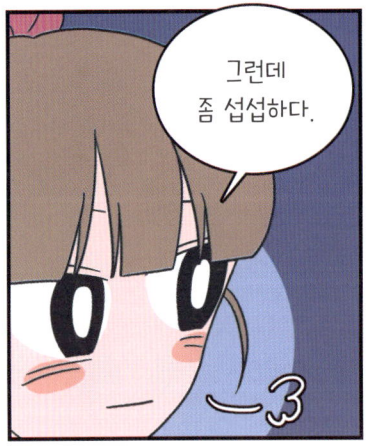
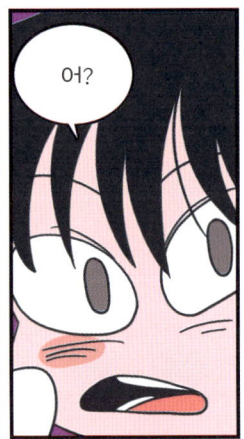
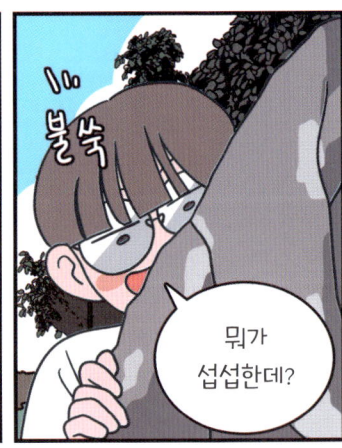
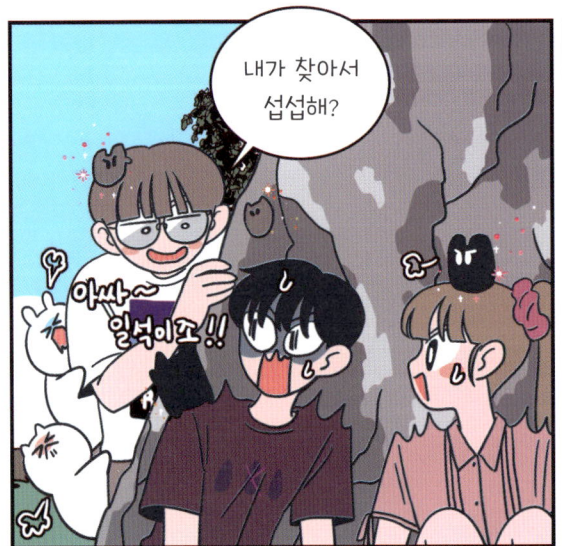
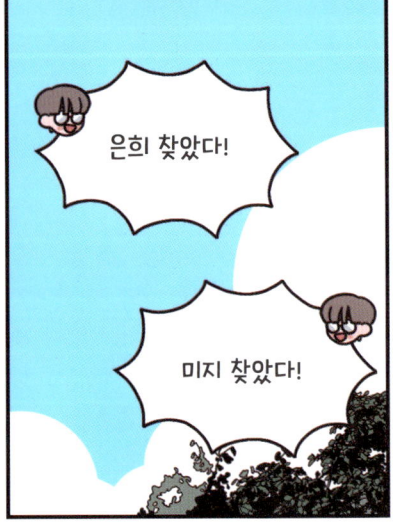

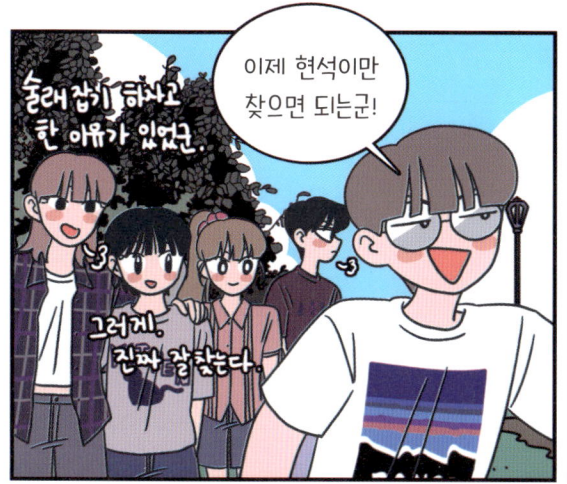
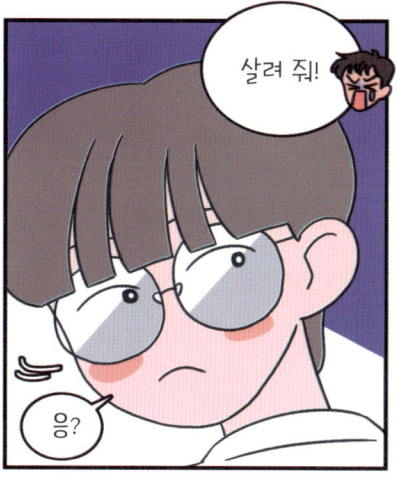
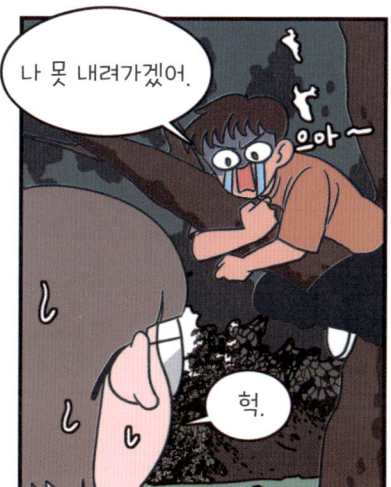
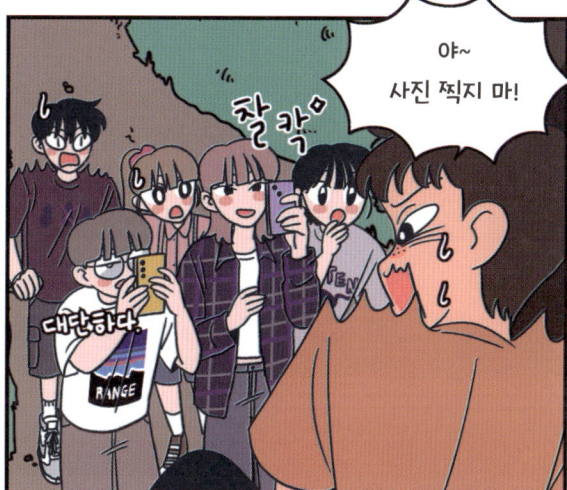
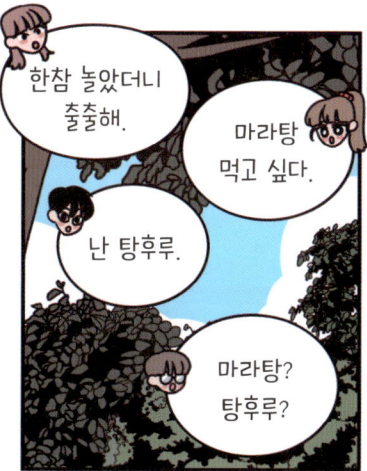
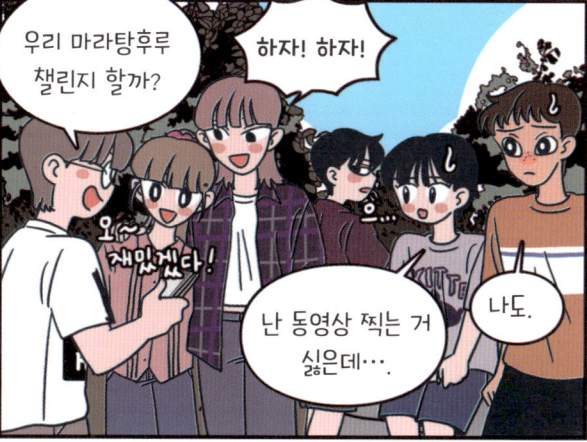

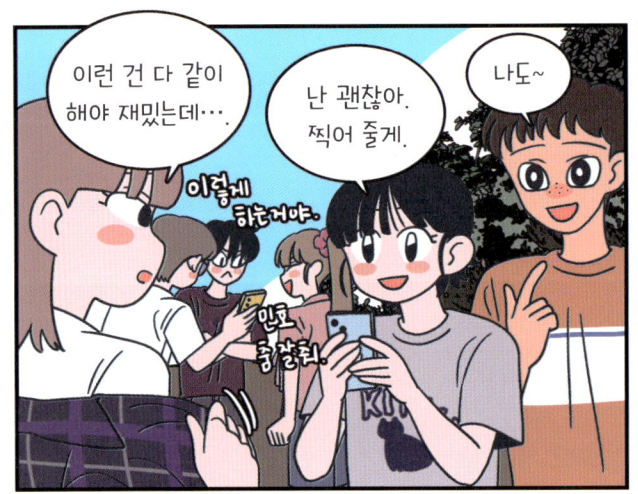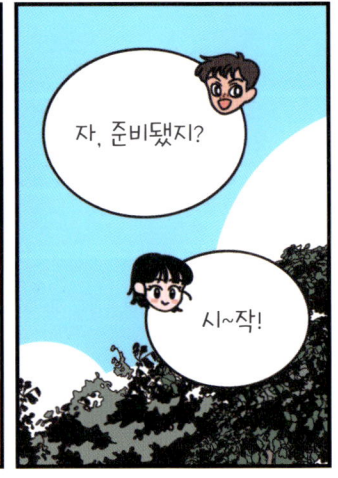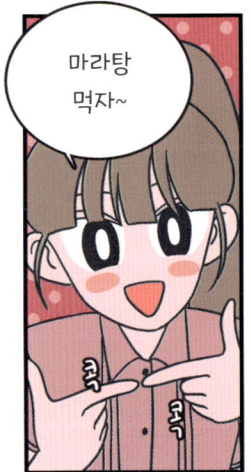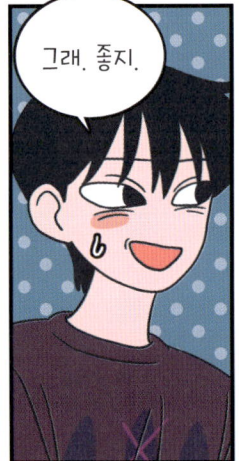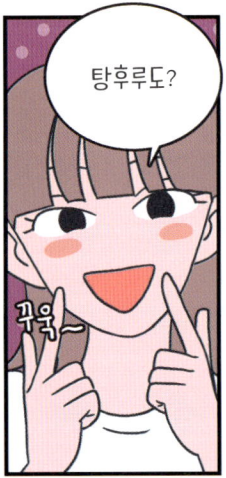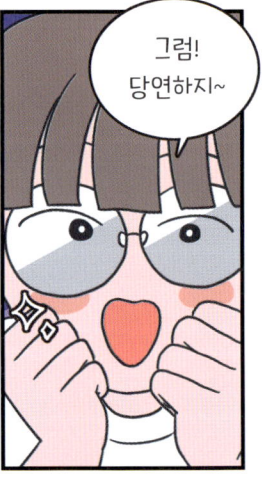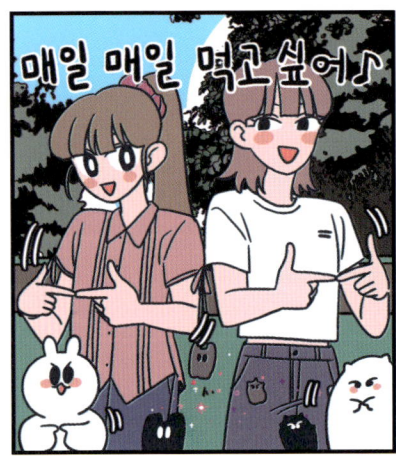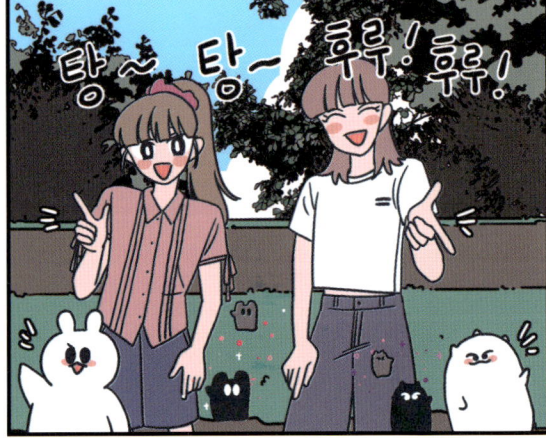

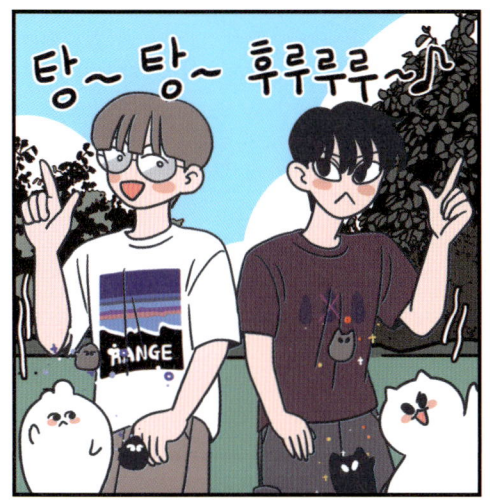
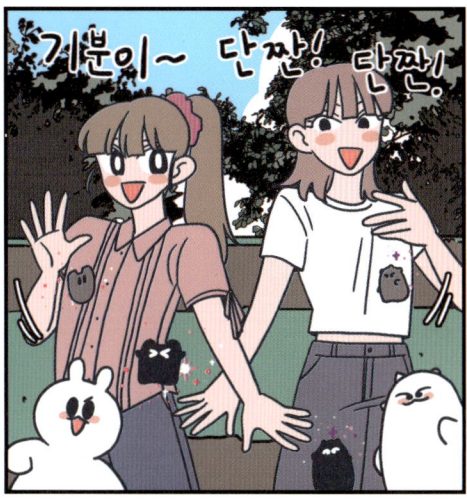
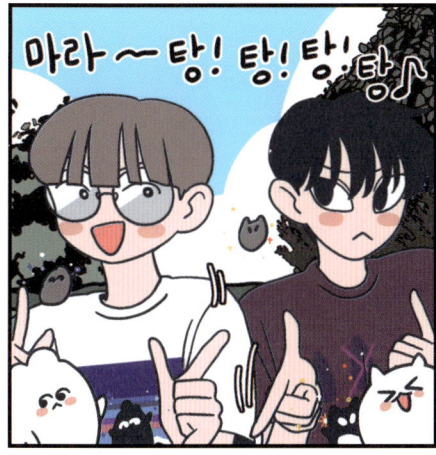
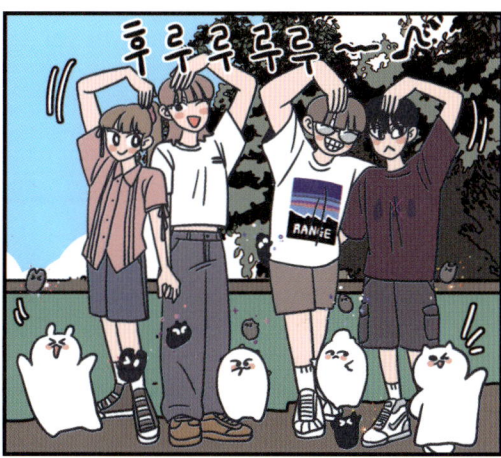
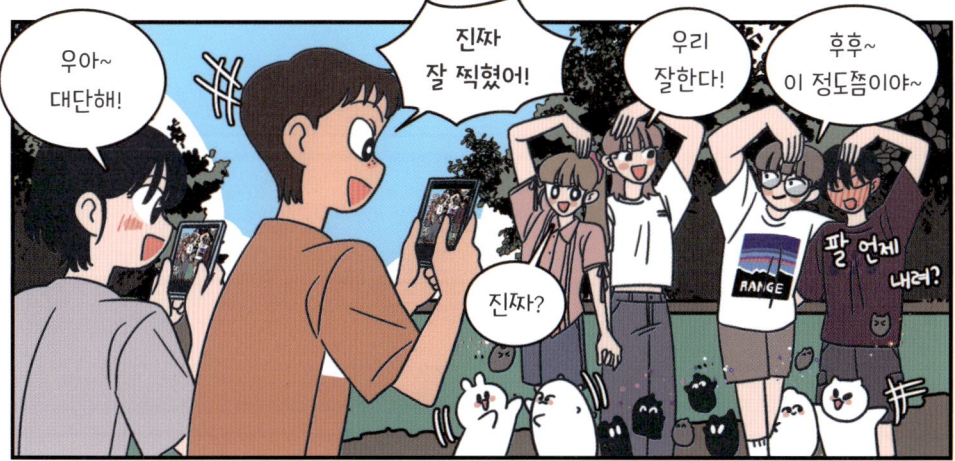

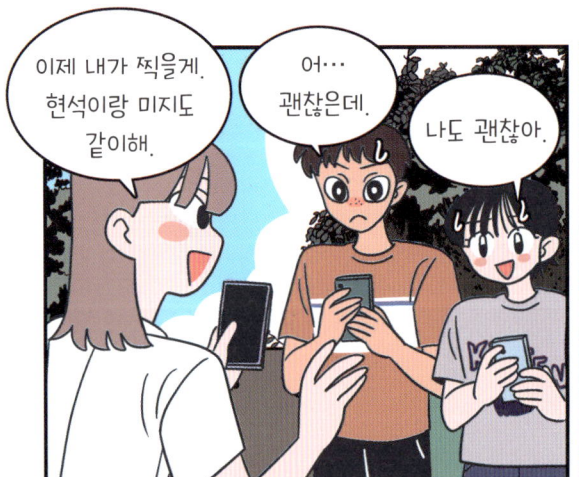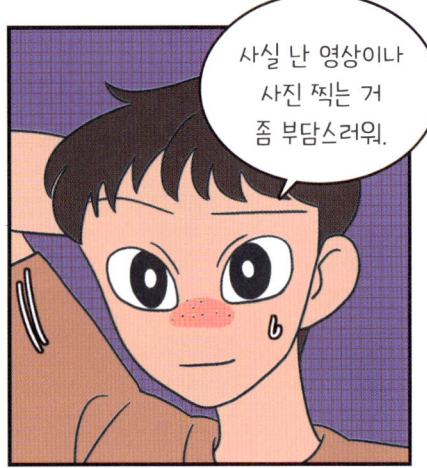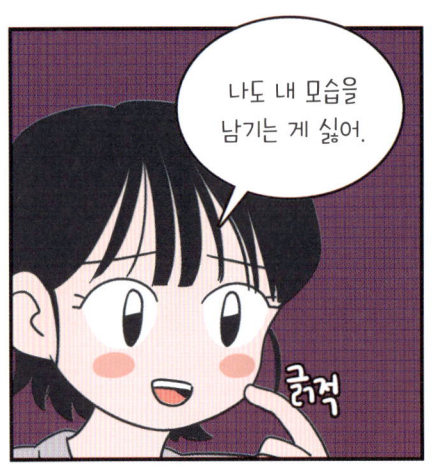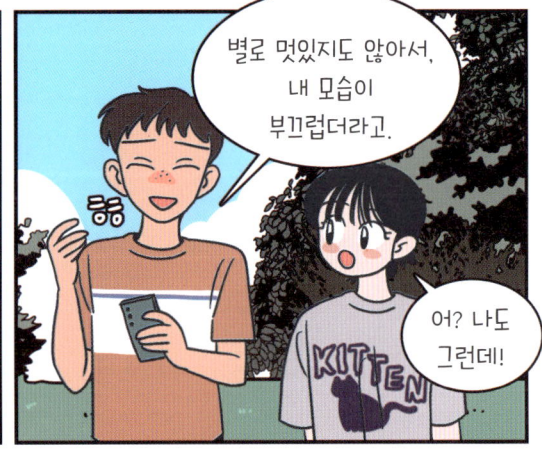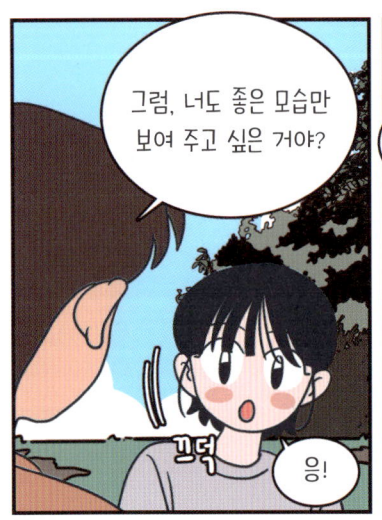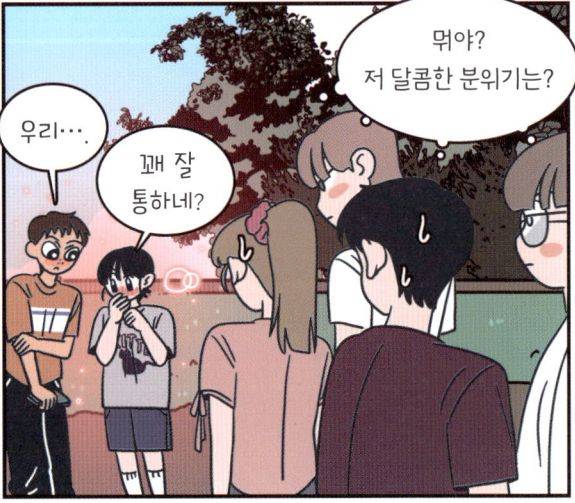

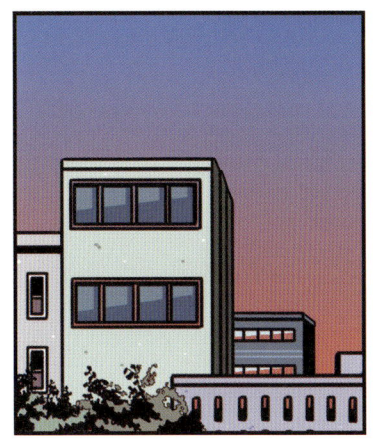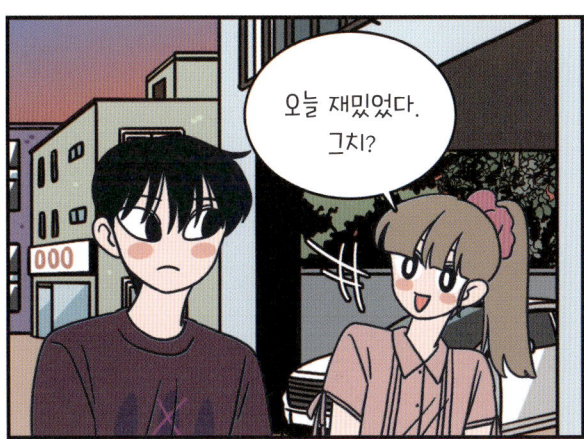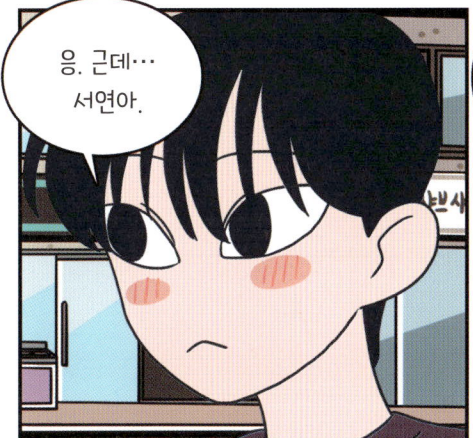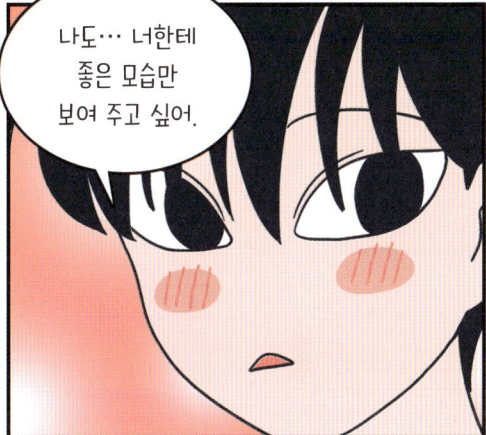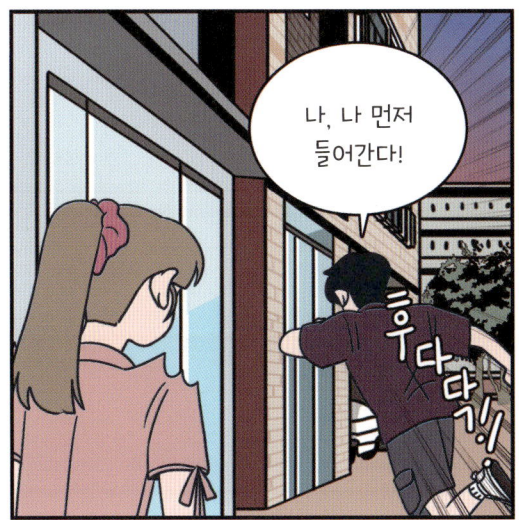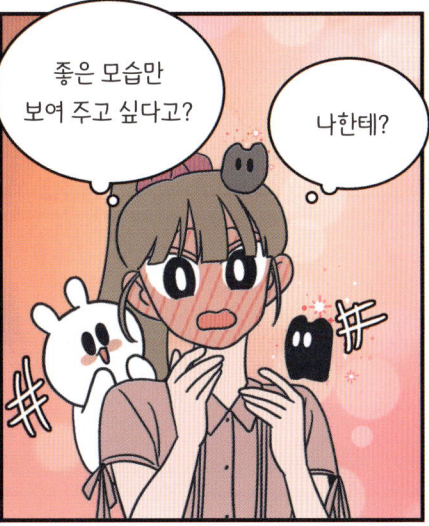

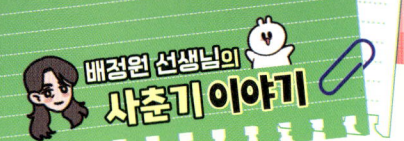

평가

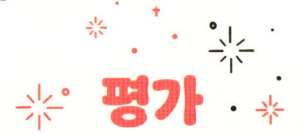

청소년기에는 사회의 현상들을 비롯해 사람들의 행동과 외적인 모습 등을 비판하는 성향이 높아집니다. 옳고 그름의 기준을 세우고, 대비하고 비판하는 태도를 보이지요. 그래서 전과 다르게 부모님이나 어른들의 태도에 실망하고 반항하거나, 이상적인 기준으로 상대방을 평가하기도 하지요. 또한 자신의 정체성을 고민하며 자각하는 시기이기도 해서 남들 앞에 드러나는 것을 즐기면서도, 한편으로는 눈에 띄고 싶어 하지 않아 해요. 최근에는 온라인 소통이 활발해지면서 각자의 개성이 돋보이는 숏폼이나 사진을 찍는 문화가 유행하고 있어요. 인스타그램 등의 과시형 SNS를 많이 이용하는 탓에, 남에게 보이는 외적인 모습과 남들의 평가에 더욱 집중하고 예민해졌습니다.

남들에게 보이는 것을 중요하게 생각하도록 부추기는 문화가 유행해서 걱정이 많이 됩니다. 모쪼록 모든 사람에게 잘 보이려고 너무 애쓰지 않았으면 해요. 왜냐하면 사실 사람들은 자신이 아닌 다른 사람에게 그렇게 관심이 없거든요. 세상 사람들은 자신이 가장 중요하고, 자신에게 가장 많은 관심을 기울입니다. 그러니 남에게 좋은 평가를 받으려고 자신을 과장하거나, 어떤 평가에 자신을 위축시키지 마세요. 누군가의 순간적인 평가보다 자신이 좋은 사람이라는 자신감을 가지고 자신을 믿는 마음을 갖는 것이 가장 중요합니다.

생각 키우기: 뒷담화

여러분은 뒷담화를 얼마나 신뢰하나요? 당사자가 없는 자리에서 하는 이야기는 사실과 다를 수 있어요. 게다가 소문은 빠르게 퍼져 누군가에게 큰 상처를 줄 수 있지요. 뒷담화는 학교생활이나 친구와의 우정을 해치는 주요 원인입니다. 친구에게 불만이나 갈등이 있다면 직접 대화로 해결하도록 하고, 부정적인 면보다는 긍정적인 측면에 집중하고 서로 격려하는 것이 건강하고 깊은 우정을 만드는 데 도움이 돼요. 나부터 건강한 관계를 만드는 사람이 되어야 합니다.

서로를 존중하고 배려하는 대화 습관을 기르고, 남의 약점이나 단점보다 장점을 이야기하도록 합시다. 특히 청소년 시기에는 또래 관계가 매우 중요하므로, 서로를 존중하고 배려하는 문화를 만들어 가는 것이 필요해요.

사춘기 상담: 저에 대한 좋지 않은 소문을 들어서 속상해요.

나에 대한 뒷담화를 들었다면 기분이 정말 좋지 않겠지만, 소문이 사실이 아님을 기억하고 의연한 마음을 유지하려고 노력해 보세요. 필요하다면 친구나 선생님과 상담하는 것도 도움이 됩니다. 혹은 주변 사람들에게 간단히 내 입장을 설명하는 것도 괜찮아요. 너무 해명하려고 애쓰기보다는 자연스럽게 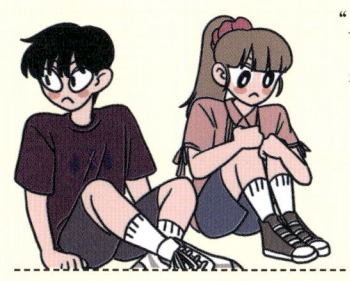 "그건 사실이 아니야." 정도로 말하는 거예요. 여러분이 기억해야 할 것은 나의 가치는 타인의 말에 좌우되지 않는다는 거예요. 내가 나를 사랑하고 긍정하는 태도를 가지면 뒷담화에 흔들리지 않을 거예요.

5장
공부는 왜 해야 할까?

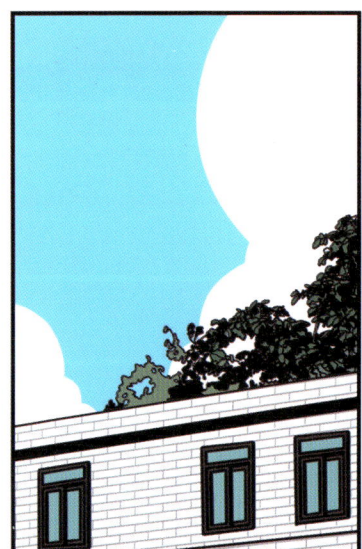
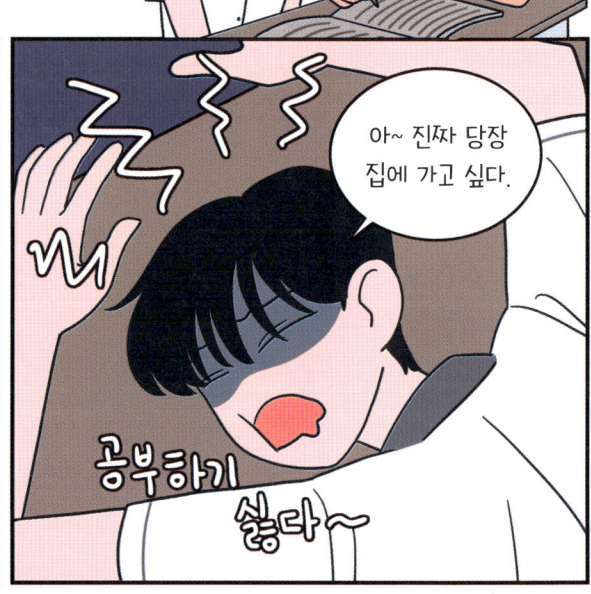
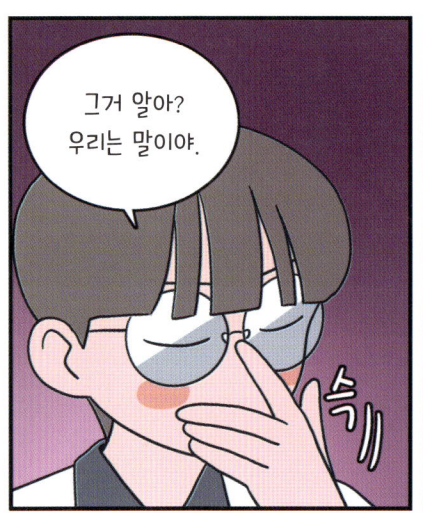
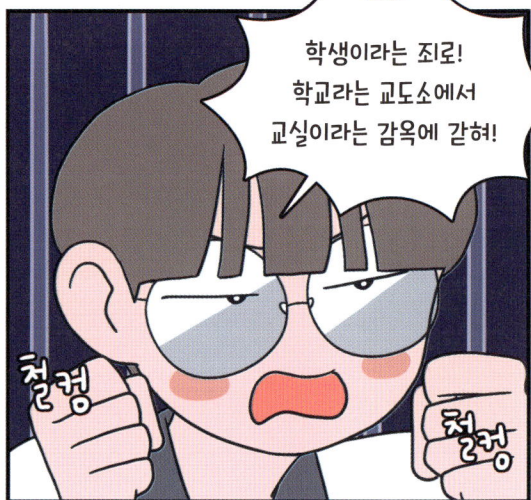

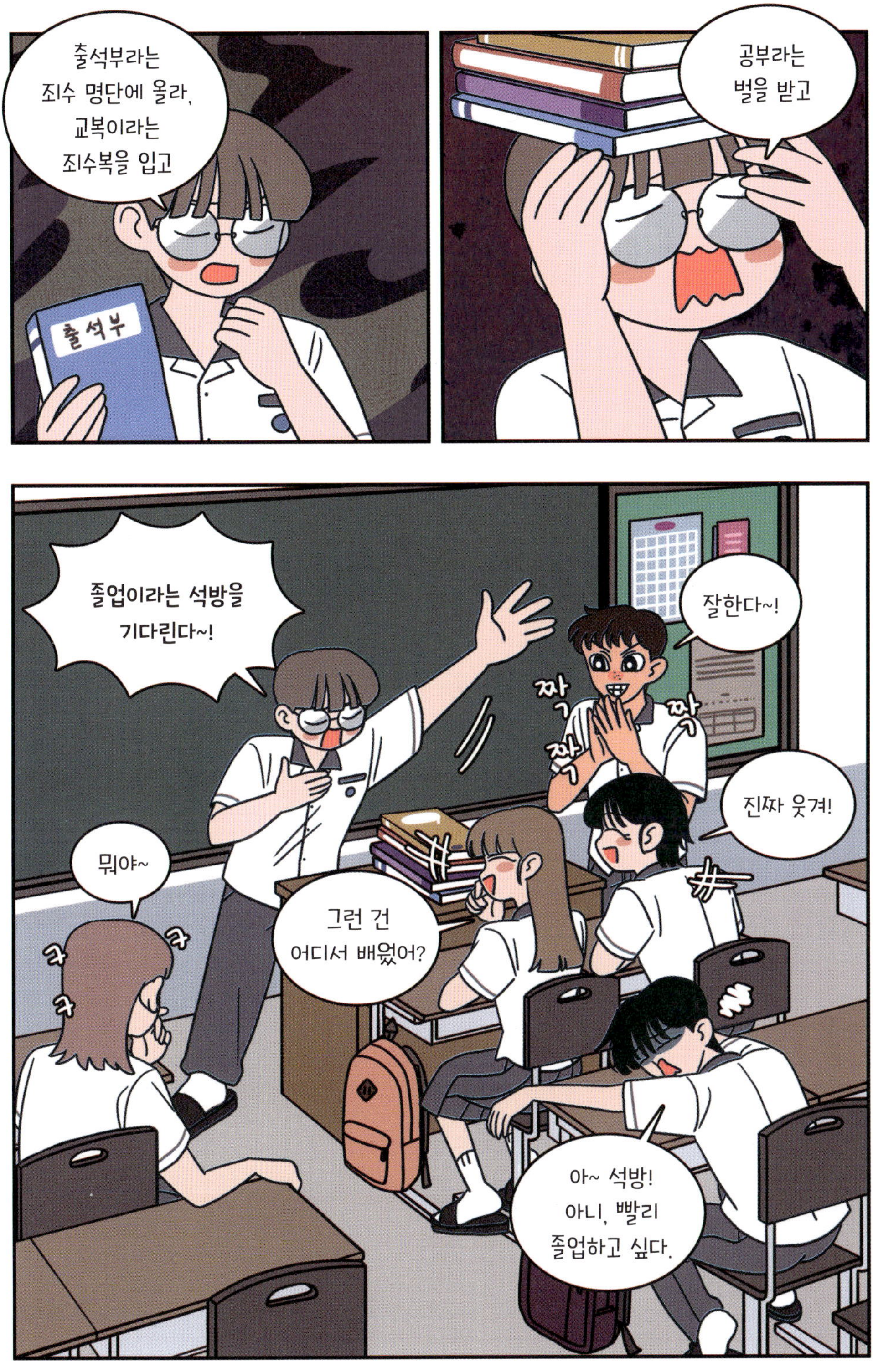

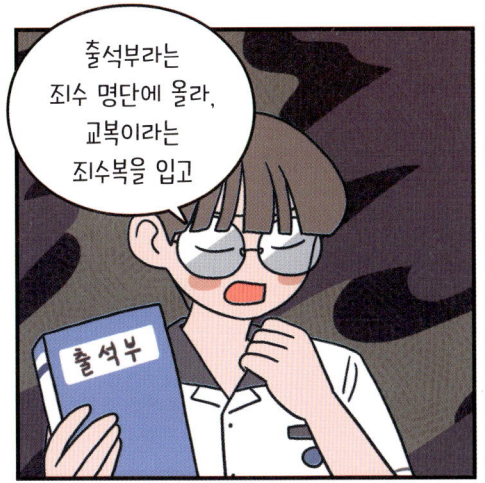
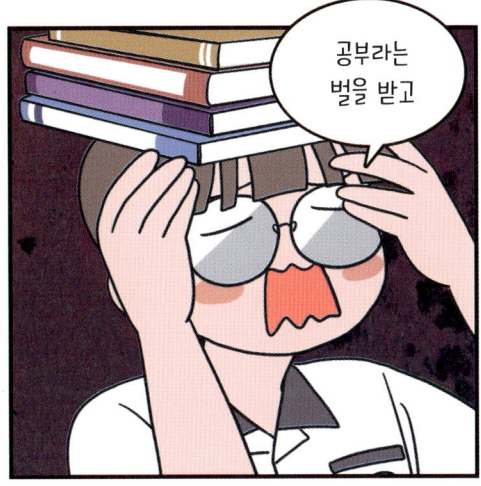

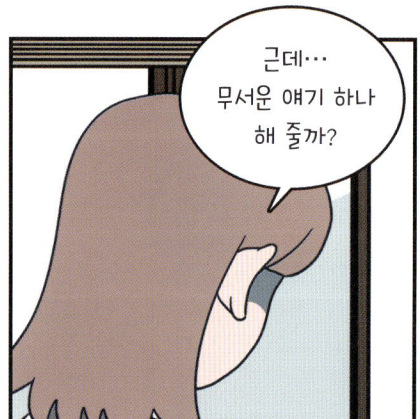
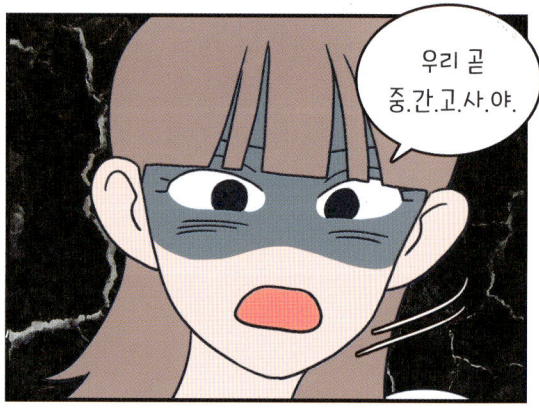
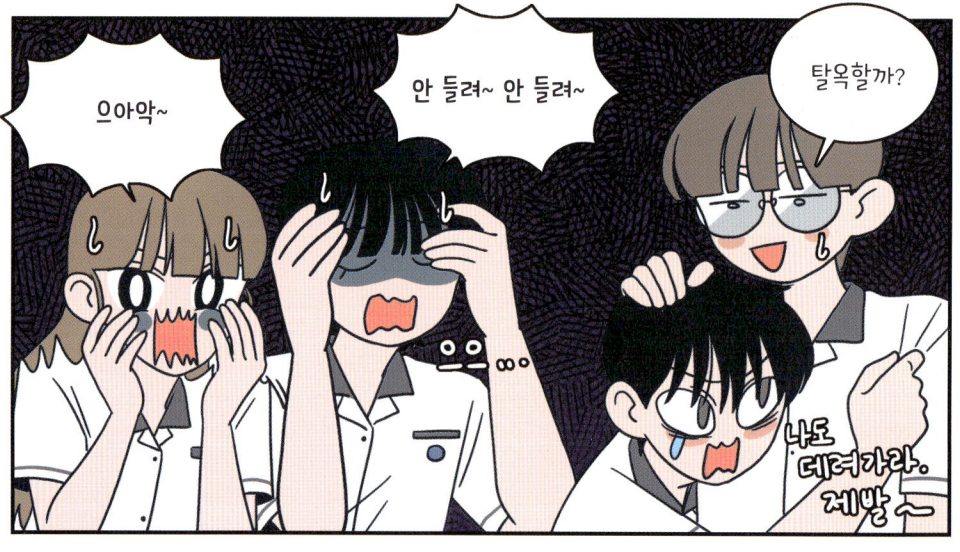
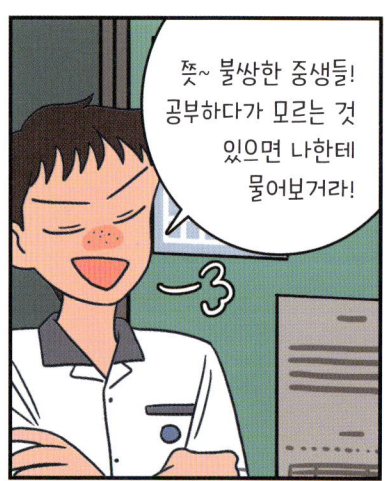
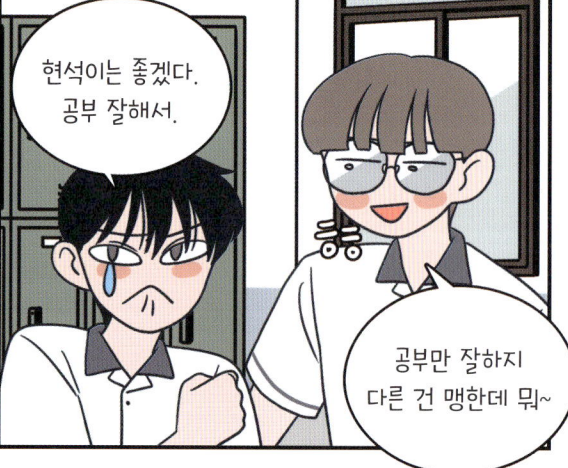

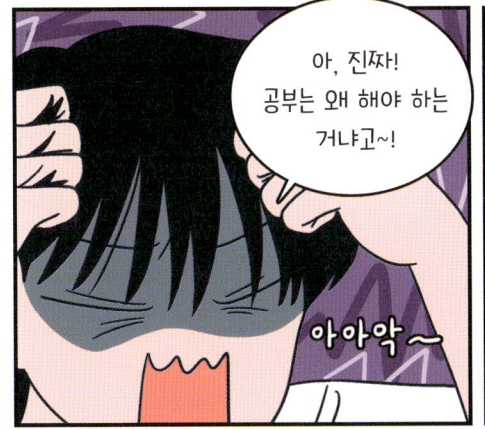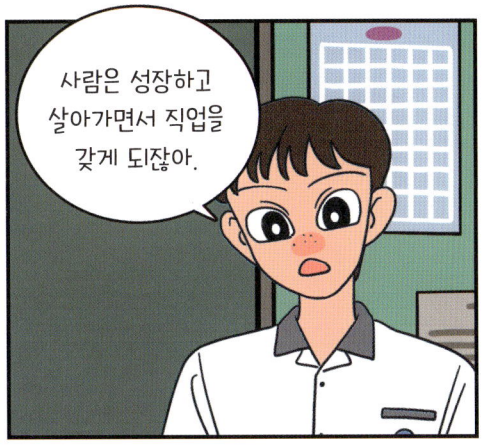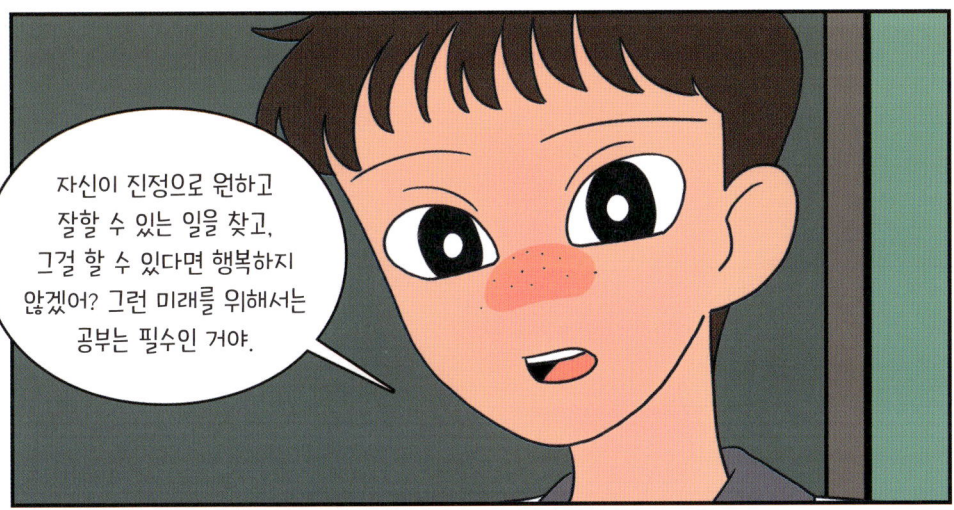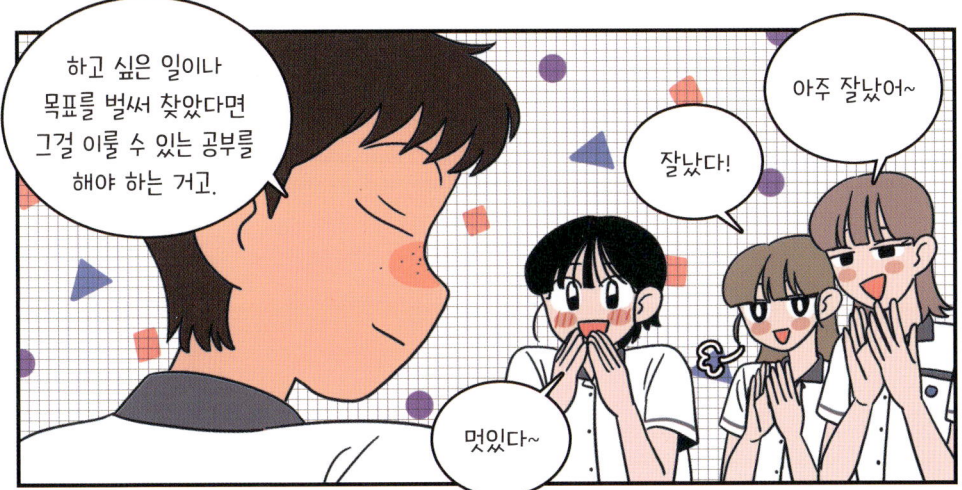

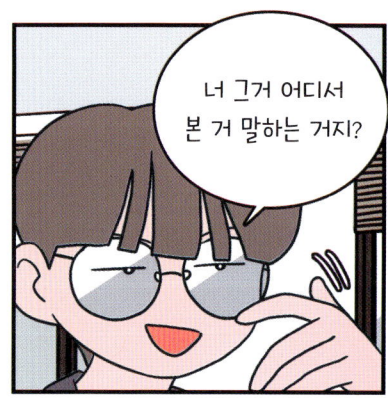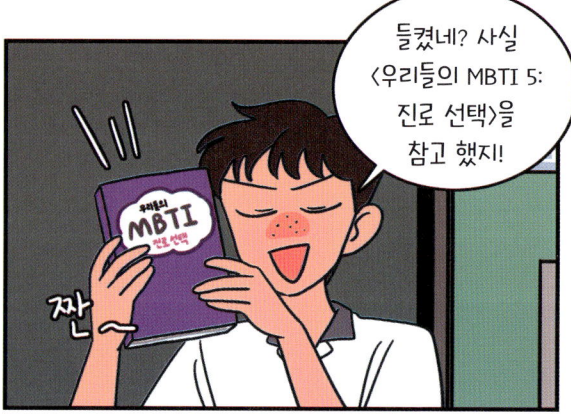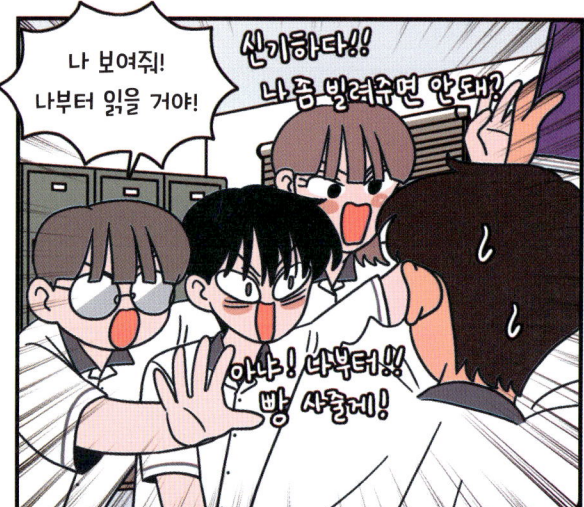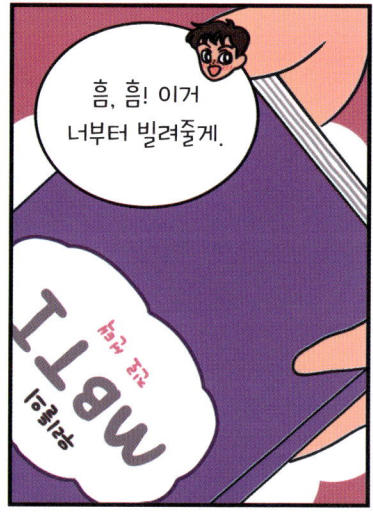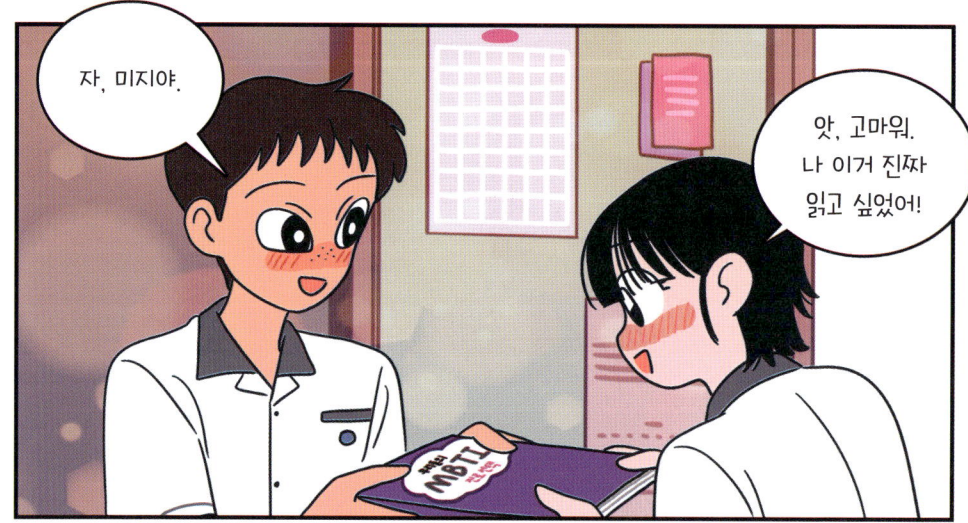

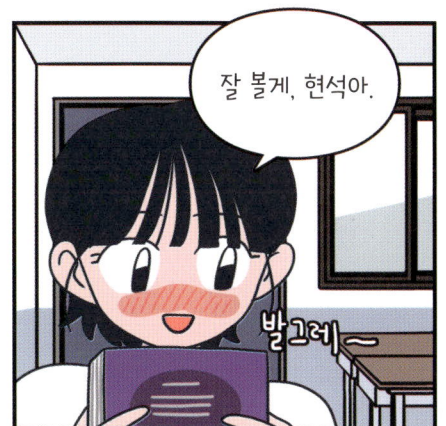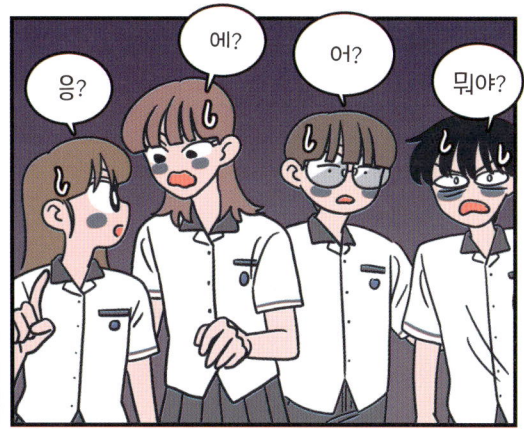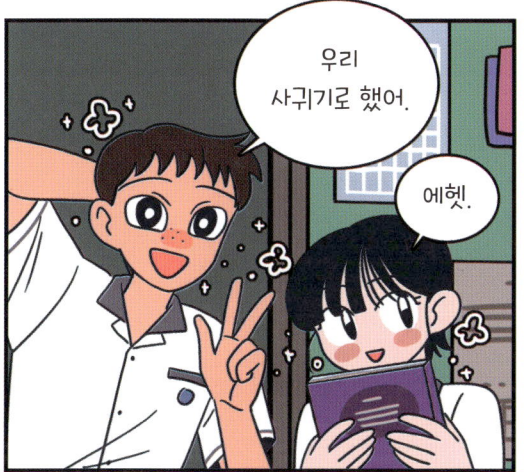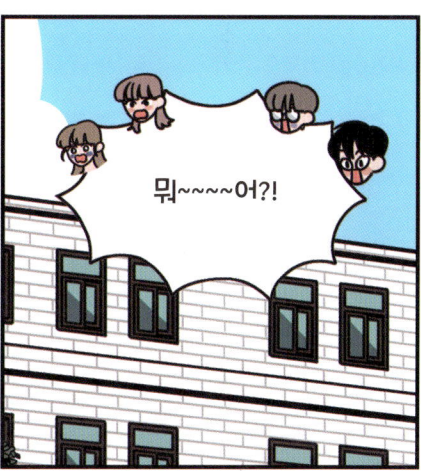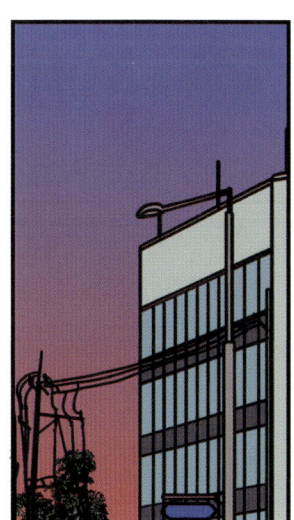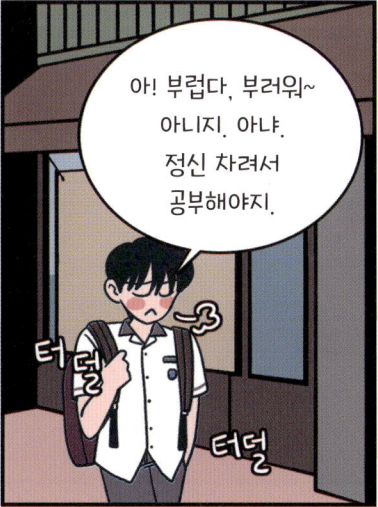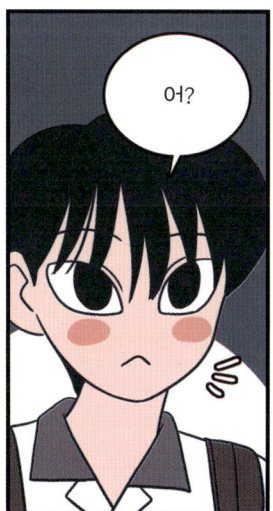

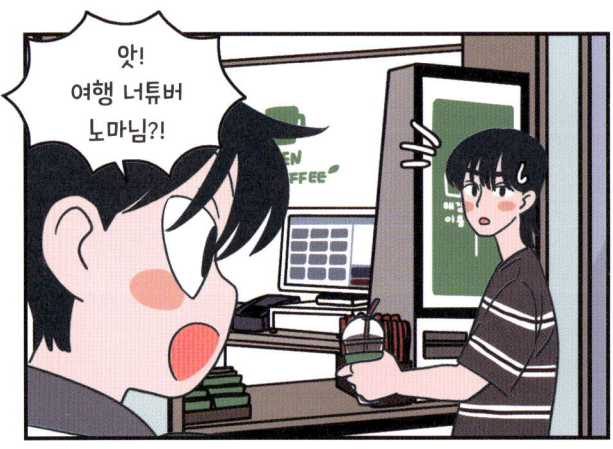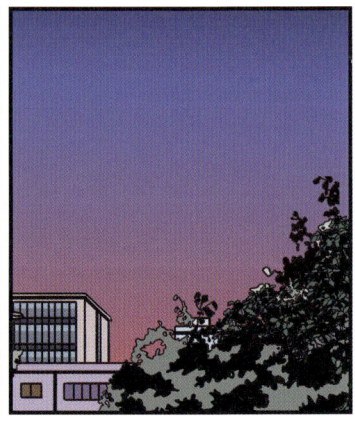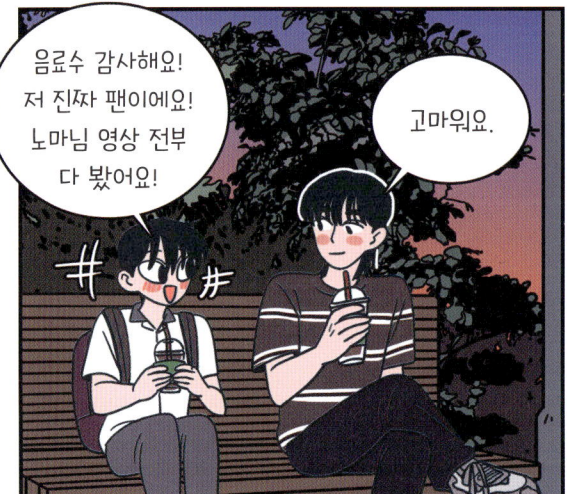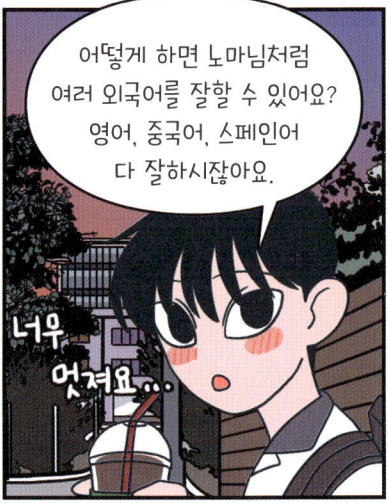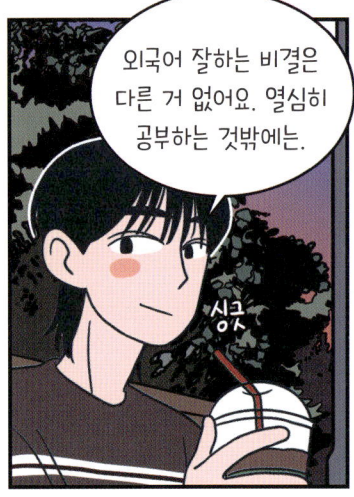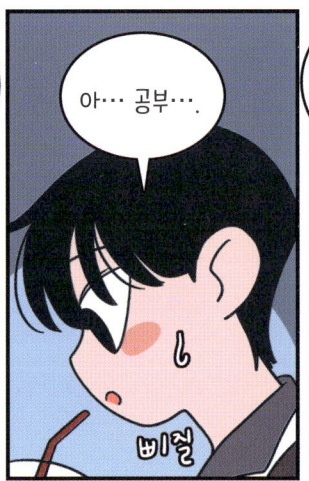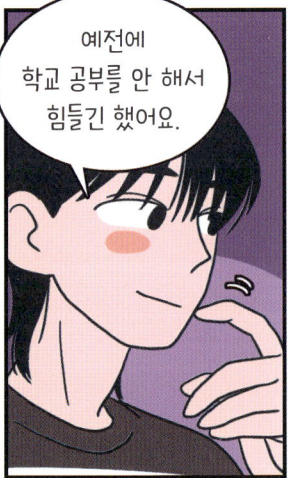

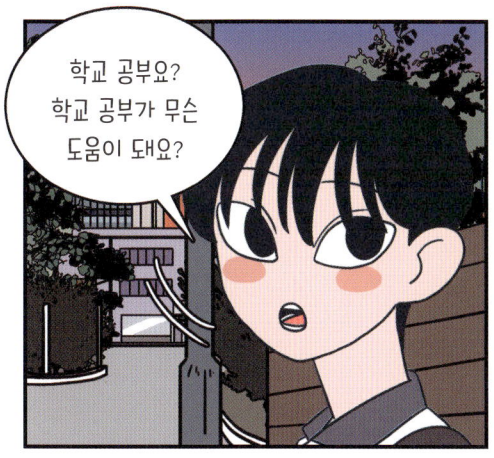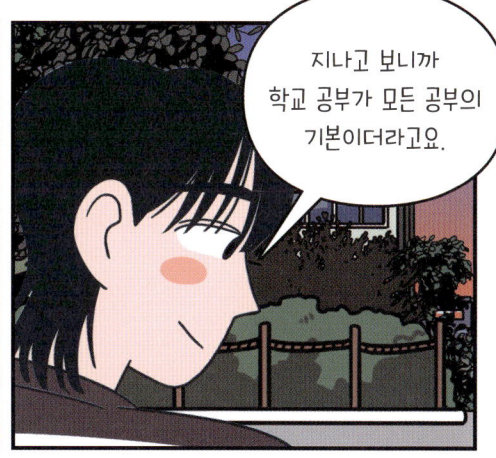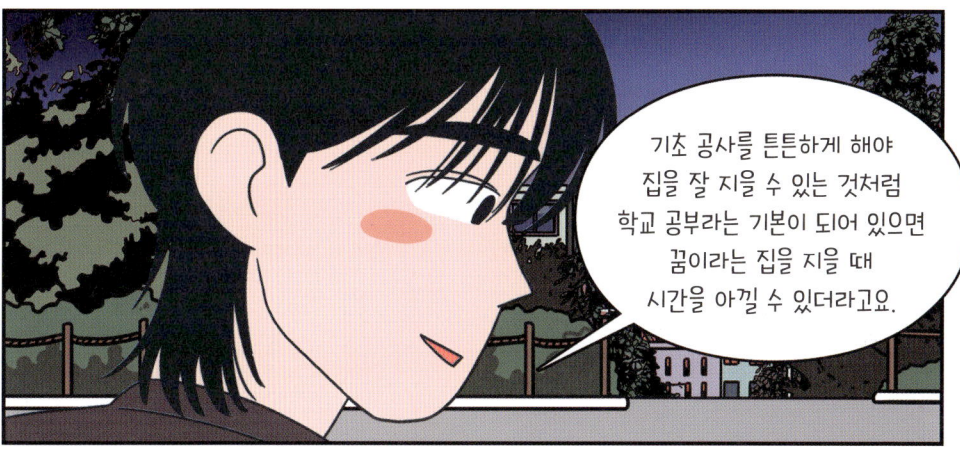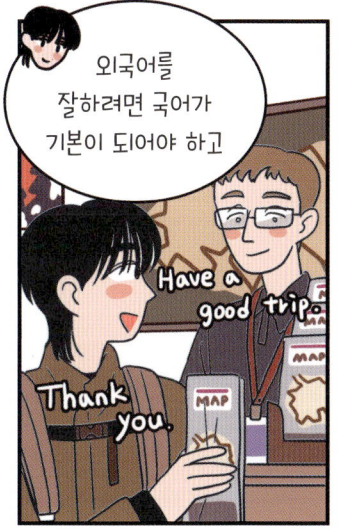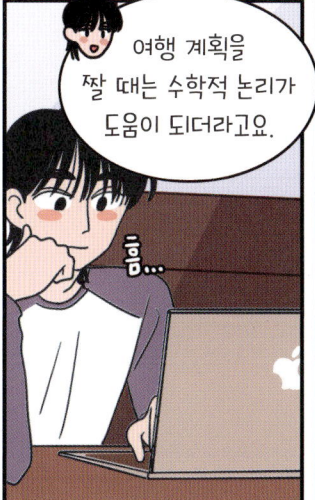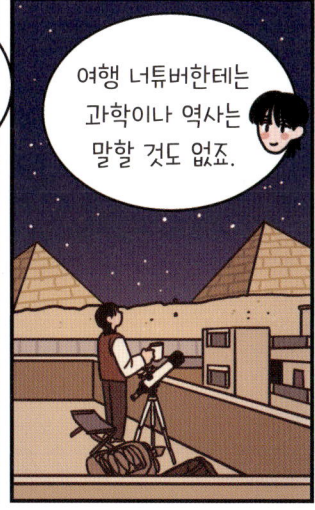

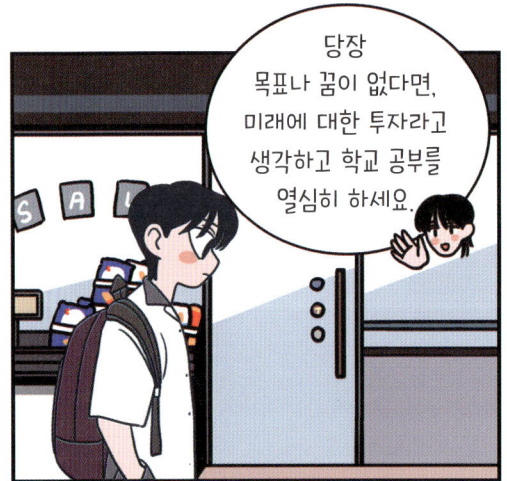
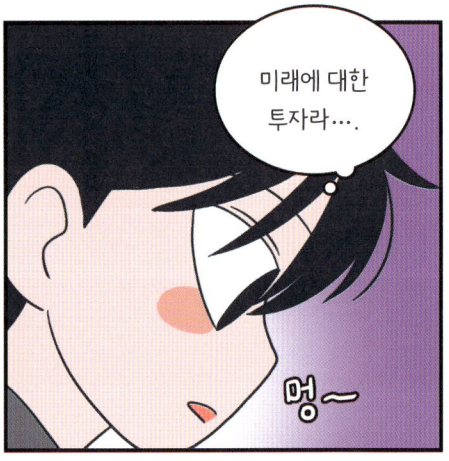
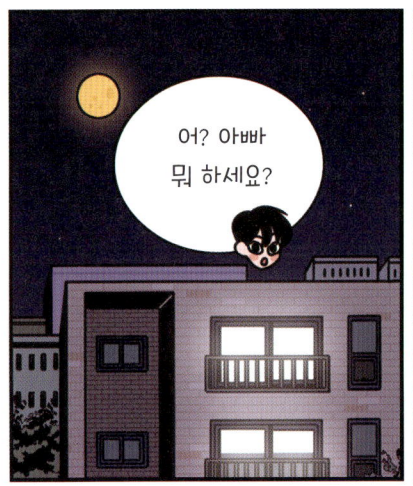
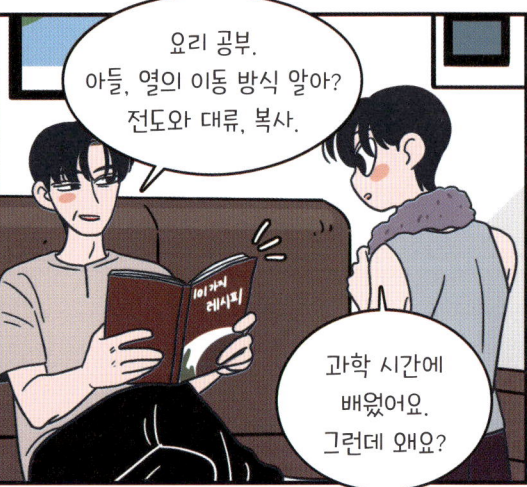
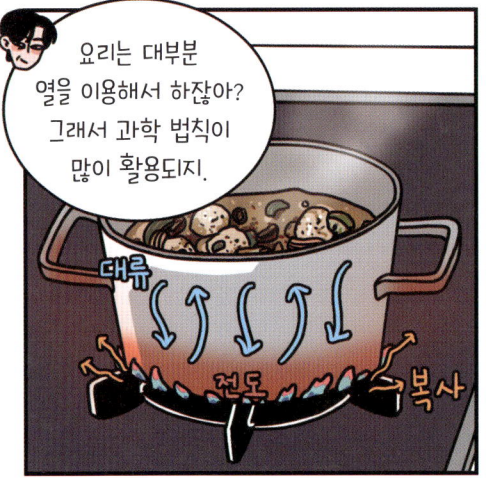
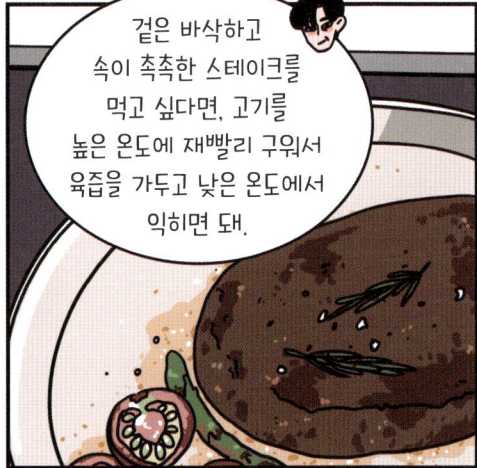

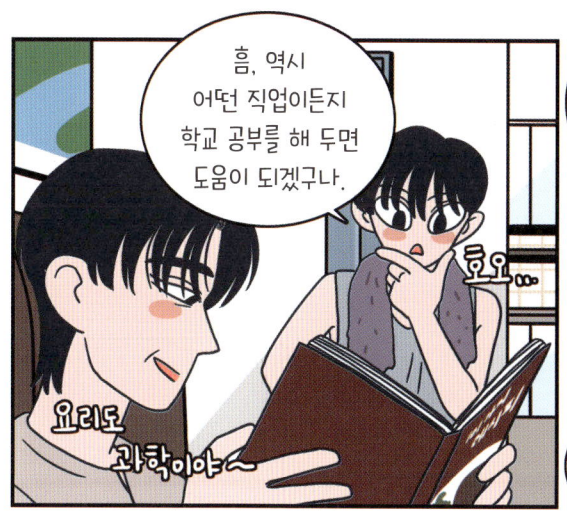
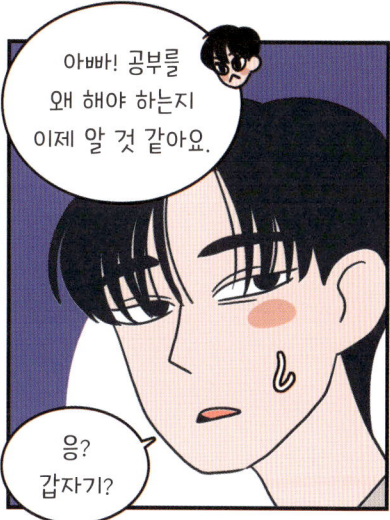
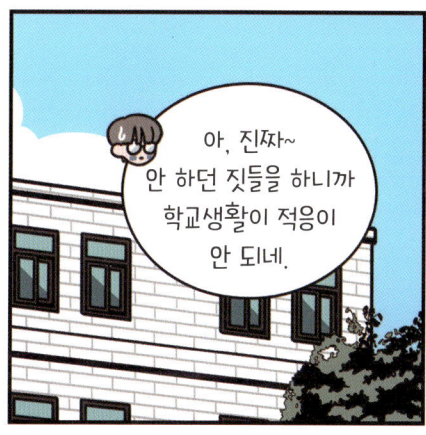
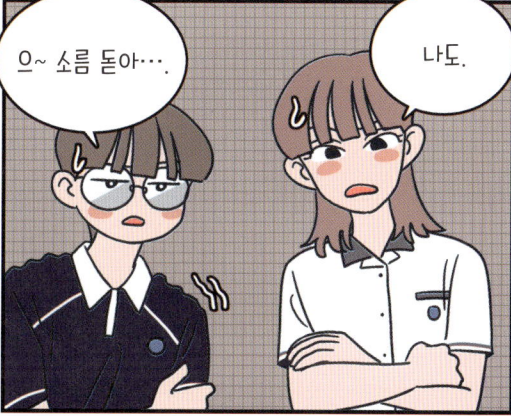
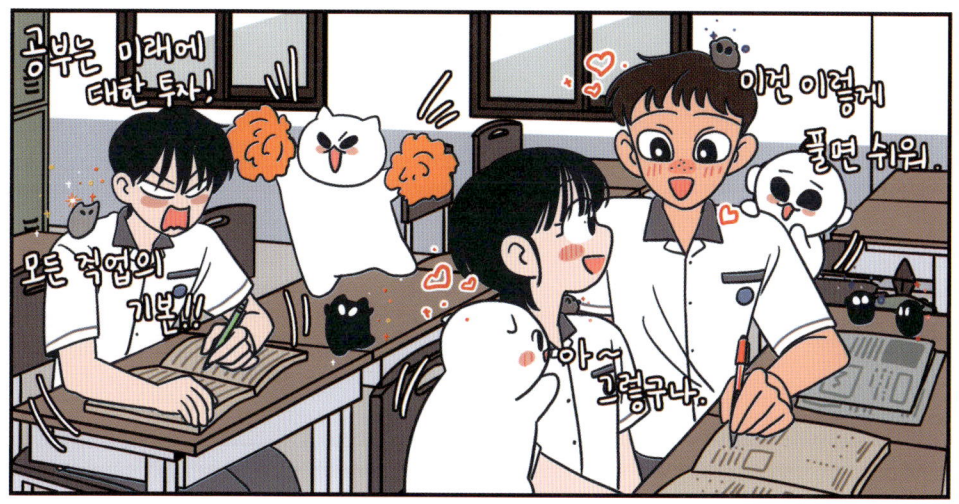

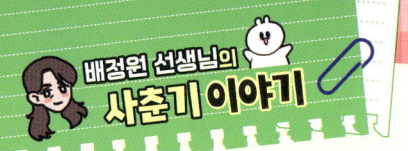

목표와 꿈

이루고 싶은 목표가 무엇인지, 꿈은 뭔지 물어보면 "잘 모르겠어요."라고 대답하거나 "그냥 돈을 많이 벌어서 여유 있게 여행 다니며 살고 싶어요.", "미래가 불확실하니 어쨌든 공부를 하지만, 어떤 일이 내게 어울리는지, 어떤 일을 해야 잘 살 수 있을지 모르겠어요."라고 대답하며 걱정하는 친구들이 있어요. 또 구체적인 생각을 하지 않고 그냥 학교에 가고, 학원에 다니며 어른들이 하라는 대로 지내는 친구들도 있습니다. 여러분은 어떤 일을 하며 살고 싶어요? 여러분이 살고 싶은 인생은 어떤 모습인가요?

'목표'와 '꿈'은 좀 다른 의미입니다. 되고 싶은 직업은 '목표'이지만, '꿈'은 어떤 사람으로 살고 싶은가 하는 문제랍니다. 그러므로 목표는 바뀔 수 있지만, 꿈은 잘 안 바뀌지요. '꿈'은 내 삶의 목적이니까요. '꿈'과 '목표'가 분명해지면 내가 어떤 노력을 해야 할지 선택하고, 결정하는 것이 훨씬 쉬워질 거예요.

인생의 목적을 찾으려는 많은 사람들이 이렇게 말하고는 합니다. "내가 이 땅에 오기 전보다, 내가 온 후의 세상이 조금이라도 좋아지고, 사람들에게 도움이 되는 인생을 살고 싶다."라고요.

여러분의 꿈은 뭔가요? 여러분의 꿈이 이루어 졌을 때 세상이 좀 더 살기 좋은 곳이 된다면 어떨까요? 그런 세상을 여러분이 만들어 보지 않을래요?

생각 키우기 — 공부를 하는 이유

우리가 공부하는 진짜 이유는 좋은 성적이나 입시를 위해서가 아니라, 공부가 세상을 이해하고 나의 관심사를 더 깊이 탐구할 수 있는 도구이기 때문이에요. 우리는 공부를 통해 나의 꿈을 이루기 위한 자유와 선택의 폭을 넓히고, 문제를 해결하는 능력을 키워 더 나은 판단을 할 수 있게 됩니다. 공부를 하면 더 많은 진로 선택의 기회와 경제적 자립, 안정된 삶의 기반을 만들 수 있습니다. 사회에서 자신의 권리를 지키고 주장할 힘이 생기기도 하지요. 무엇보다 더 넓은 세상을 볼 수 있는 눈을 키울 수 있어요. 당장은 힘들고 지치겠지만, 천천히라도 꾸준히 공부를 해 보세요. 미래를 위한 소중한 투자가 될 거예요.

사춘기 상담 — 아무리 생각해도 제가 정말 잘하는 게 뭔지 모르겠어요. 꿈을 찾지 못하면 어떡하죠?

세상에는 한 가지 재주도 없는 사람, 나아가 세상에 필요하지 않은 사람은 절대 없다고 생각합니다. 여러분은 아직 어리고, 경험을 많이 해 보지 않았기 때문에 내가 뭘 잘하는지, 좋아하는지를 찾기 어려운 것이 당연해요. 우선 노트를 꺼내 내가 어떤 사람으로 살아야 행복할지 생각해 보고, 그러려면 어떤 노력이 필요한지를 써 보세요. 구체적으로 적는 것이 좋습니다.

목표를 설정하세요. 그리고 큰 꿈을 작은 목표들로 나누세요. 그리고 내가 매일, 매주, 매월 달성할 수 있는 현실적인 계획을 세우세요. 나만의 공부 방법과 속도를 찾고, 작은 성취도 기록하고 축하하세요. 이렇게 차근차근 나아가다 보면 내가 어떤 사람으로 살고 싶은지, 뭘 잘하는지 알게 될 거예요. 무엇보다 중요한 것은 일단 해 보는 겁니다.

6장

마음에도 성장통이 온다.

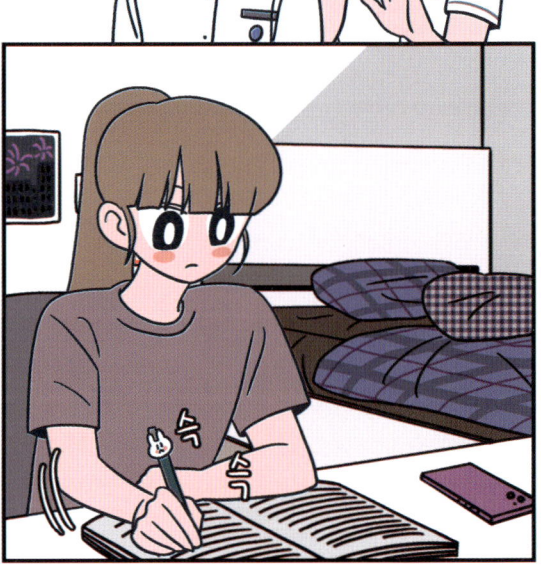

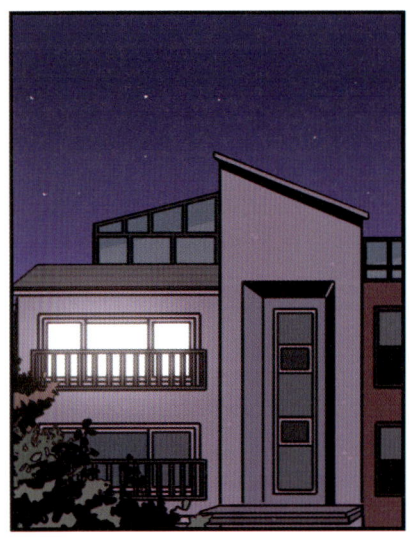

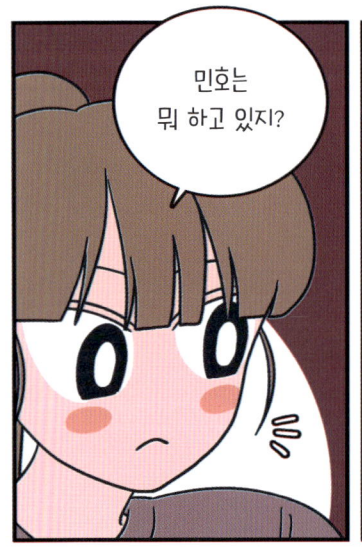

민호는 뭐 하고 있지?

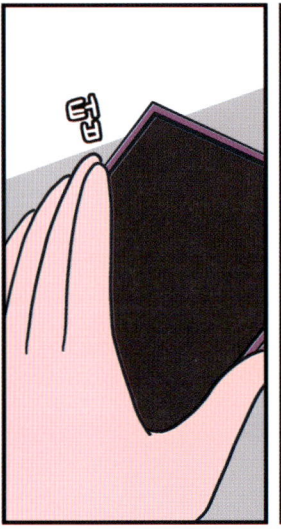

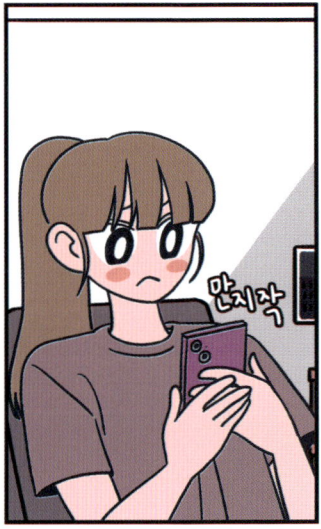

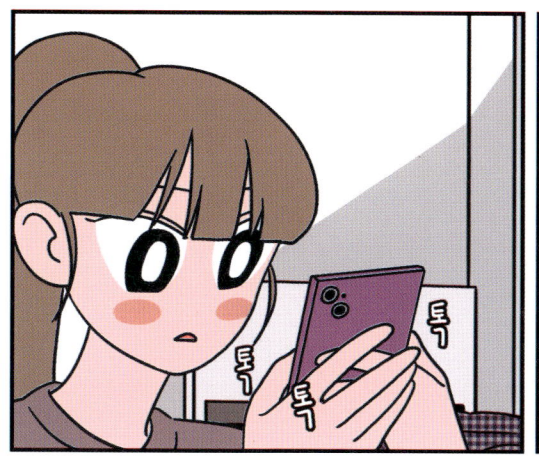
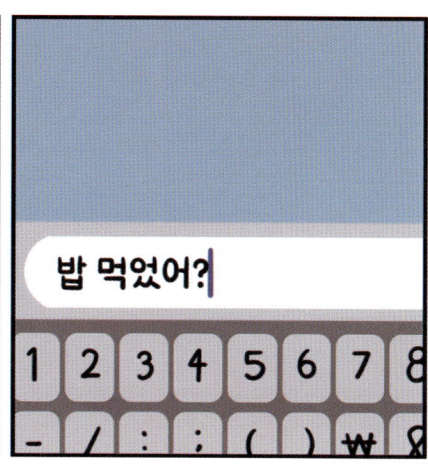
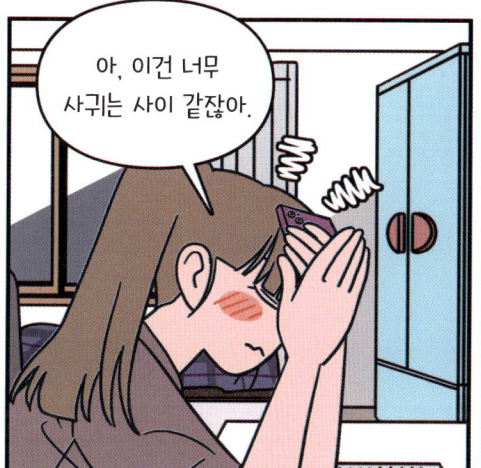
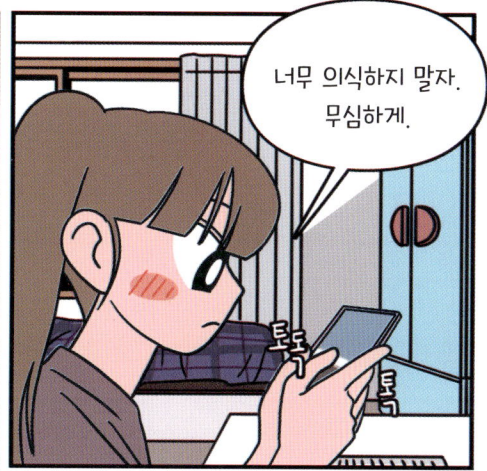
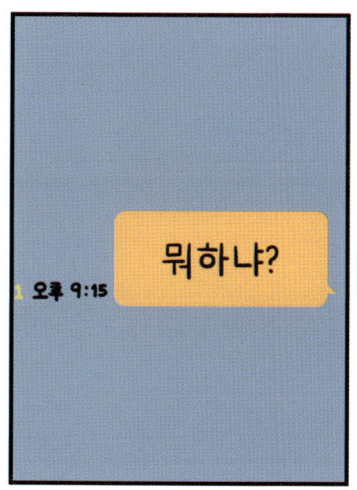
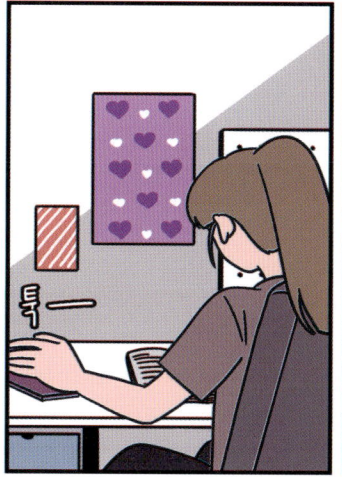
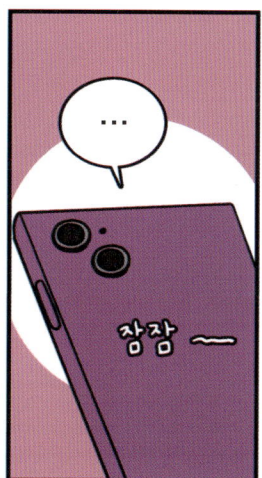

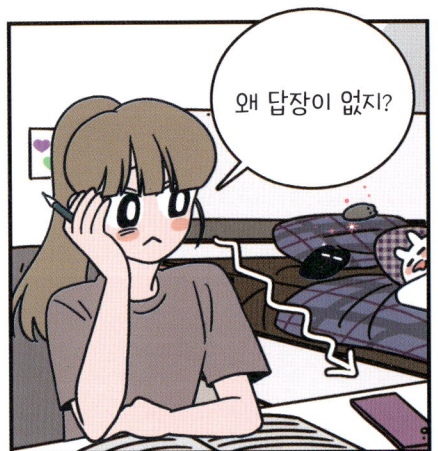
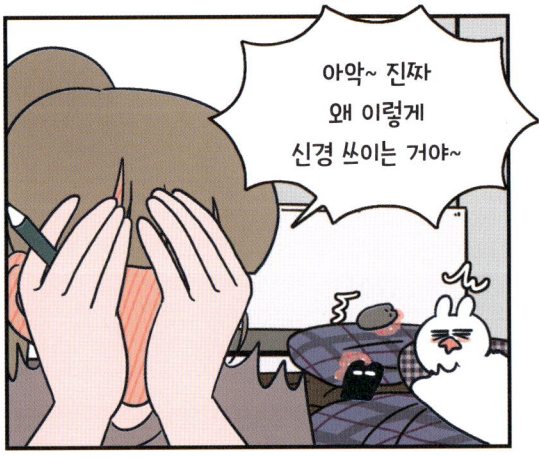
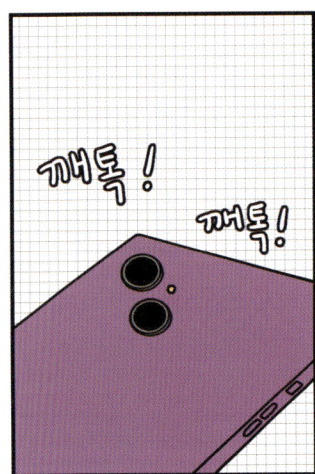
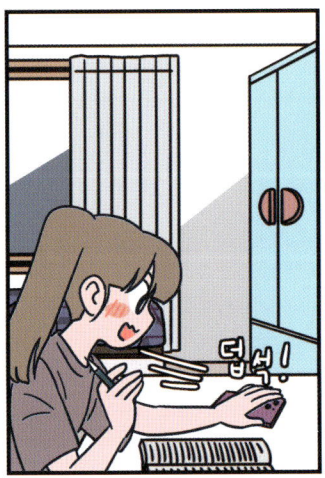
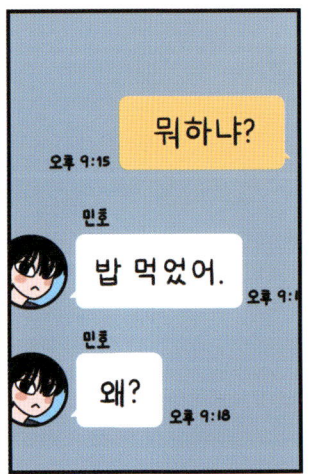
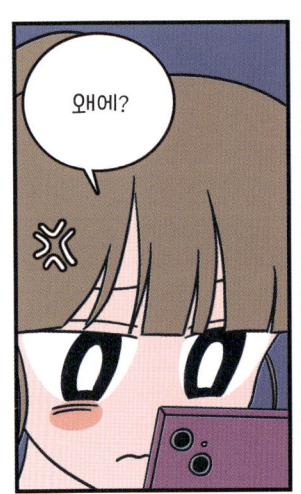
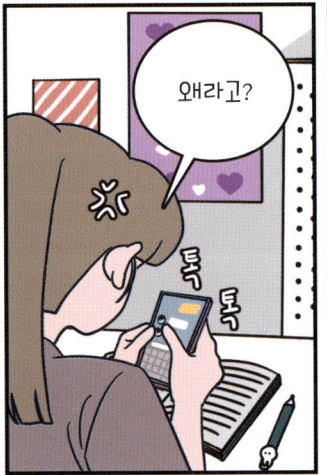
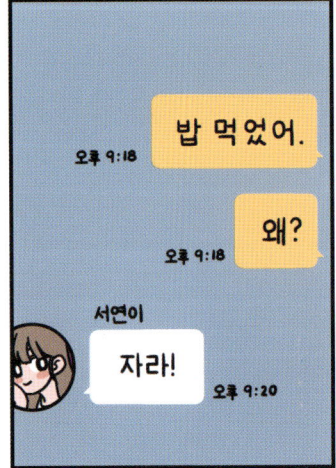

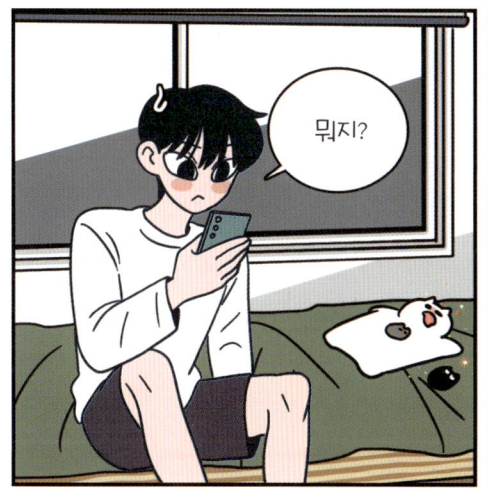
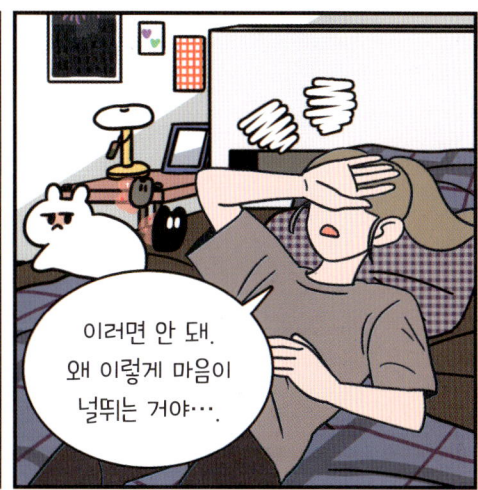
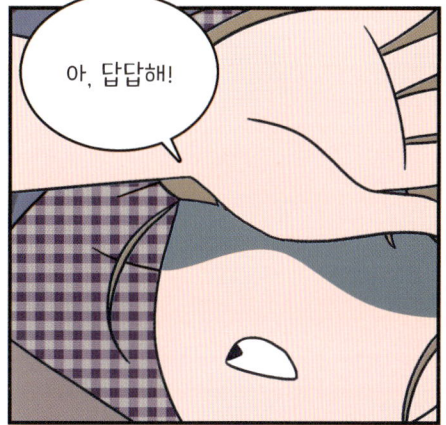
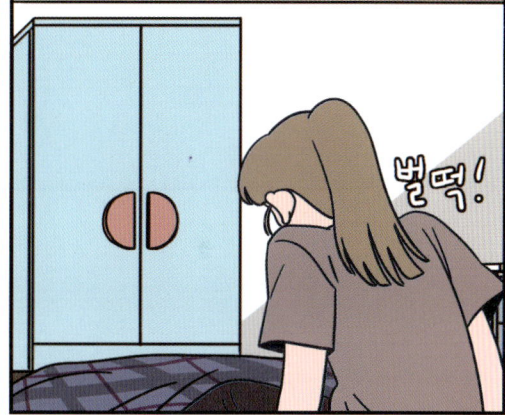
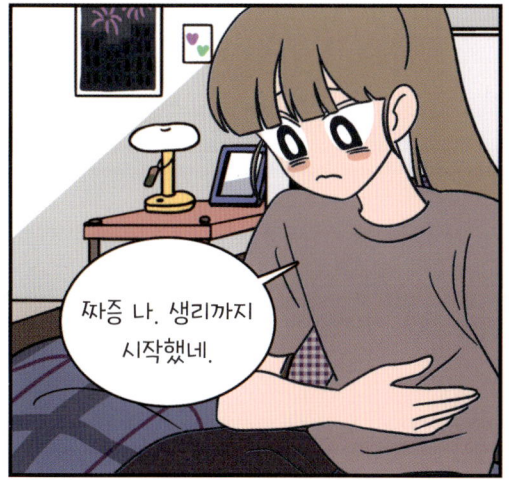
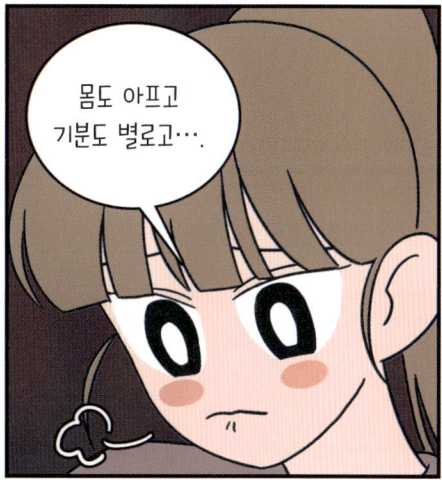

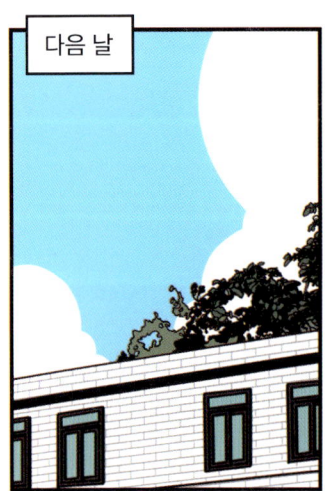
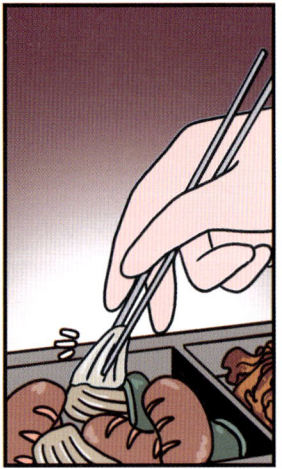
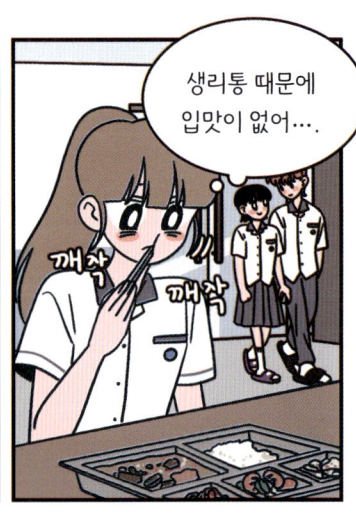
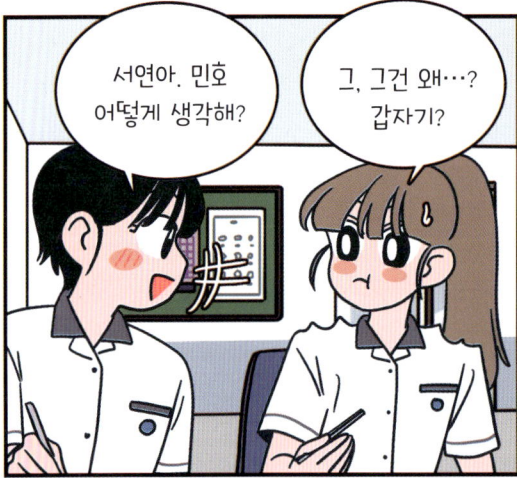
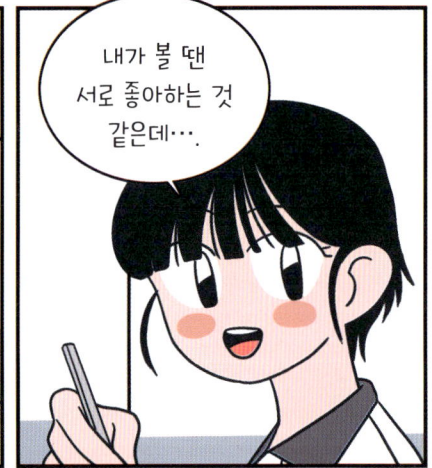
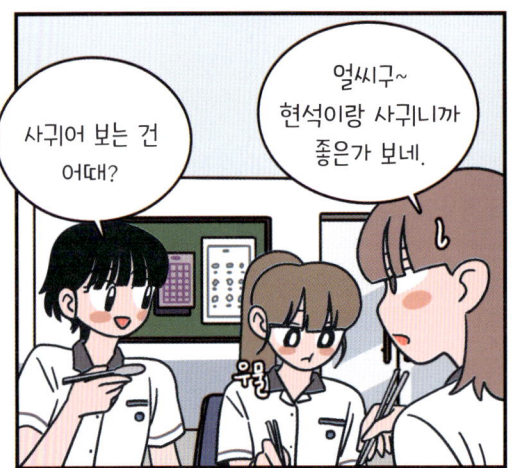
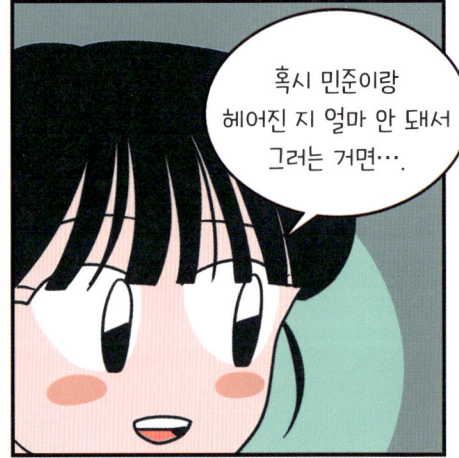

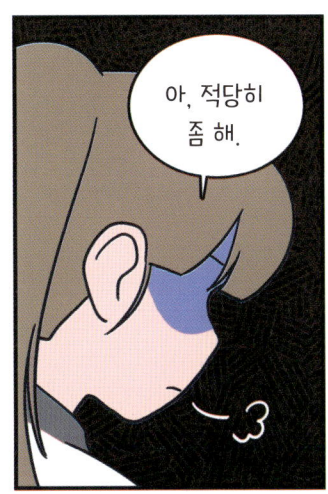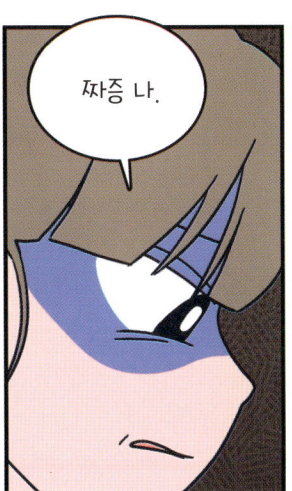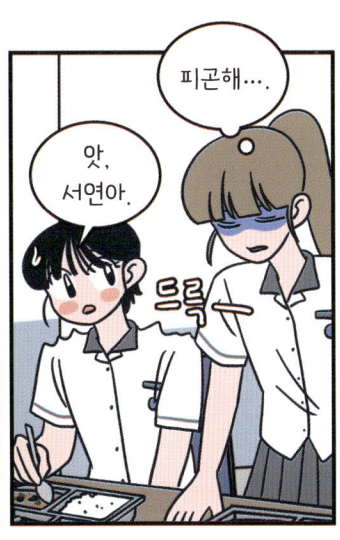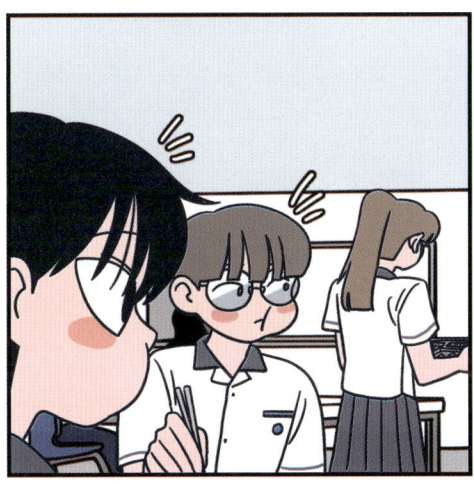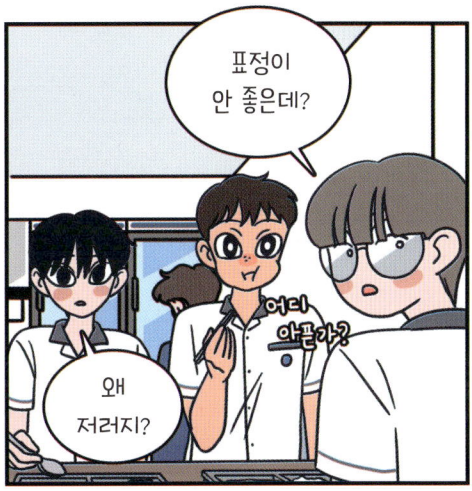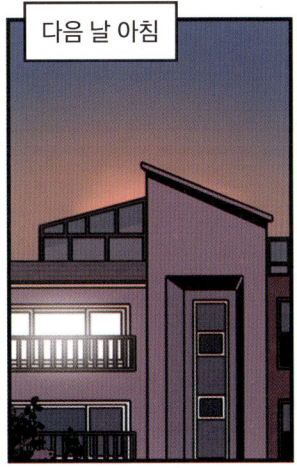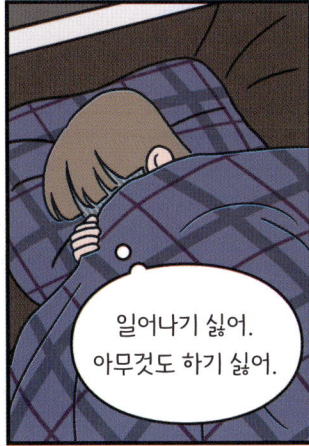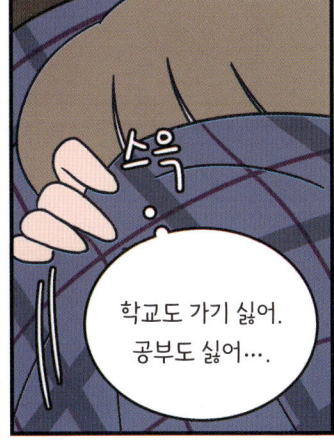

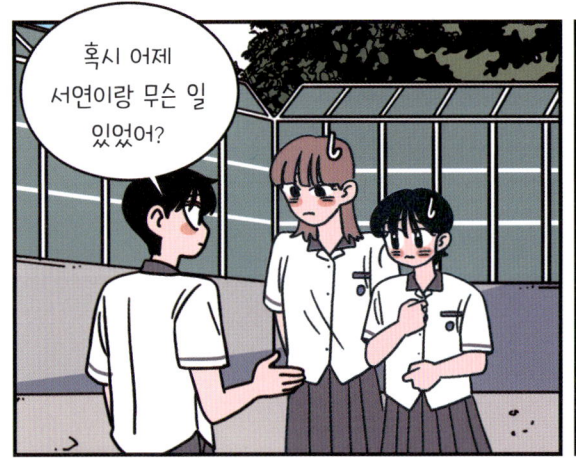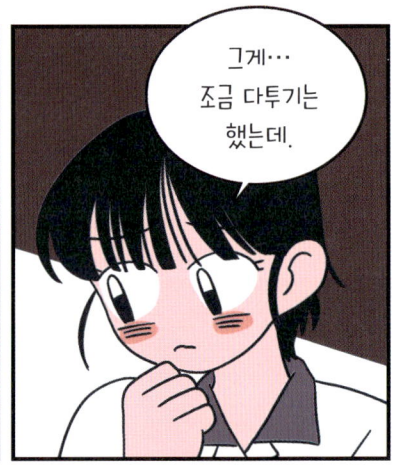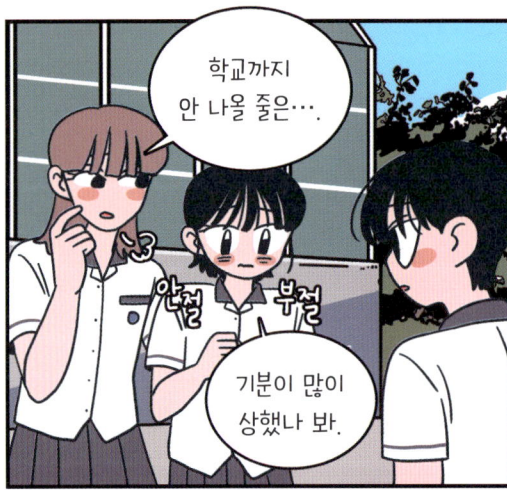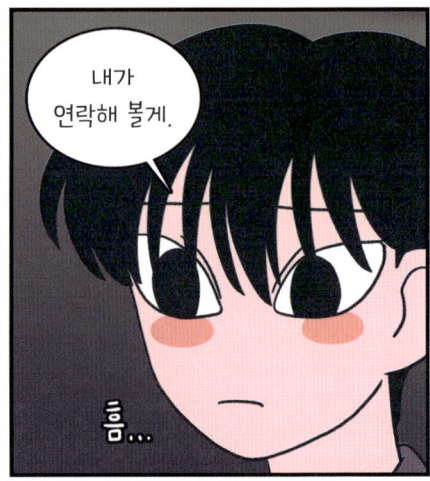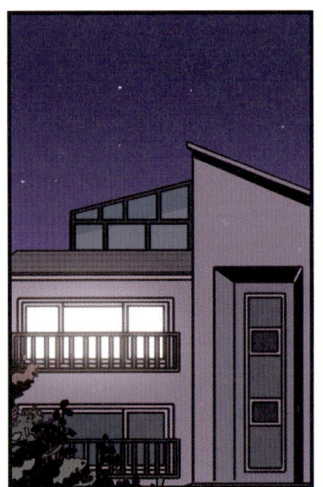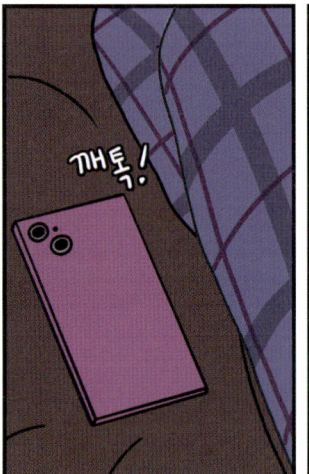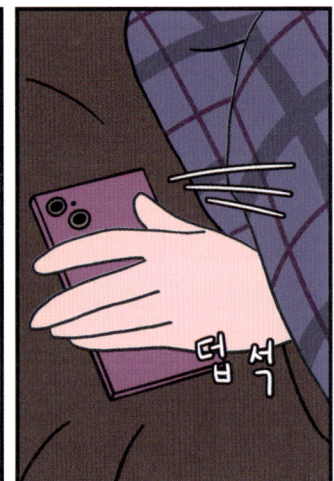

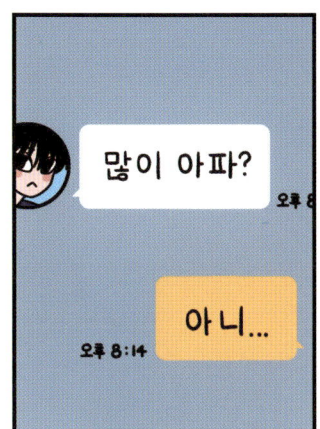
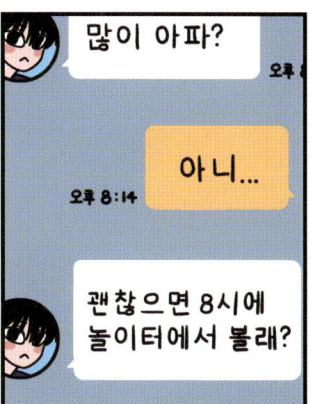
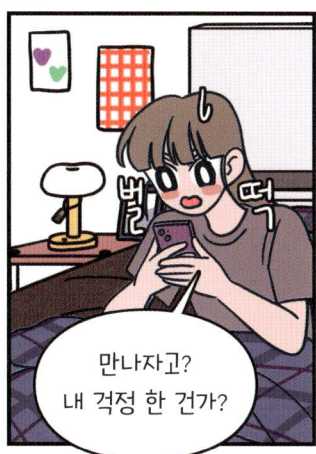
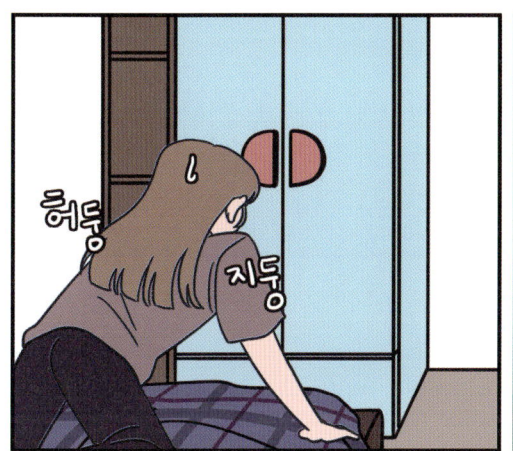
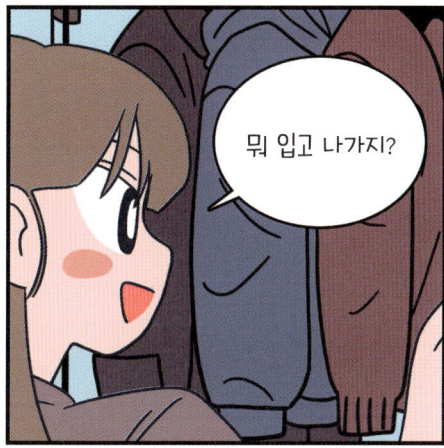
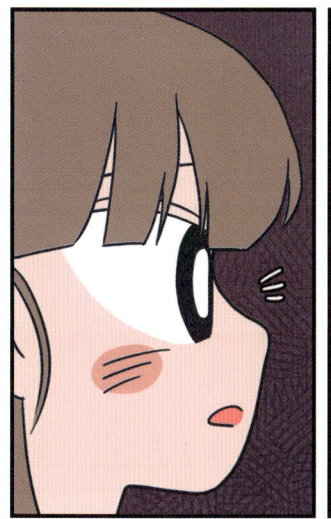
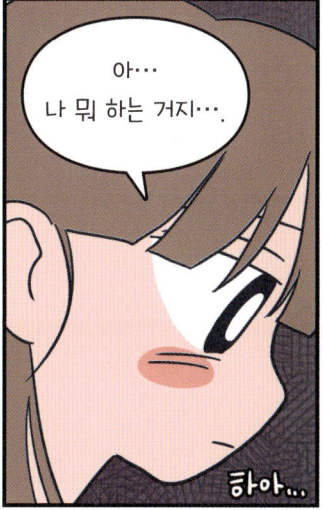
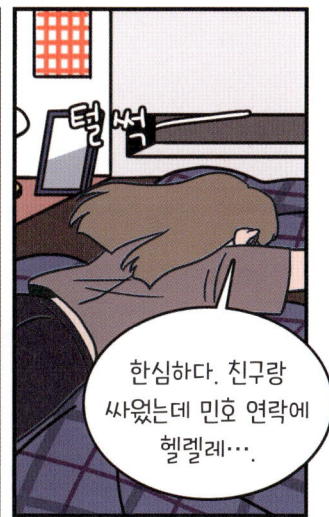

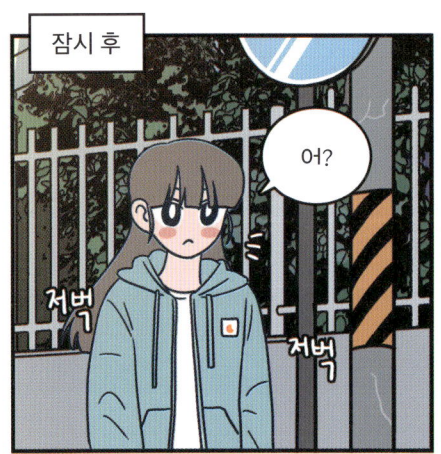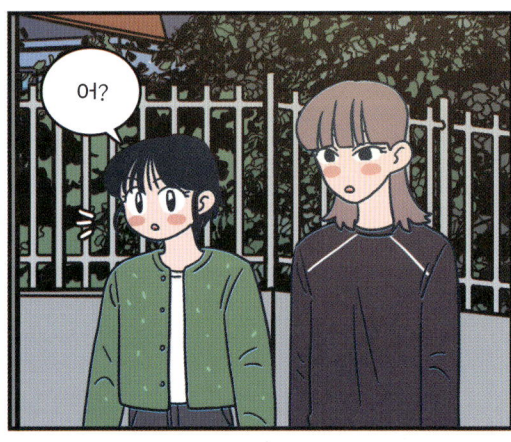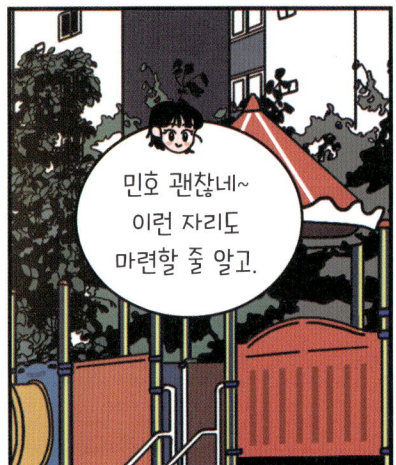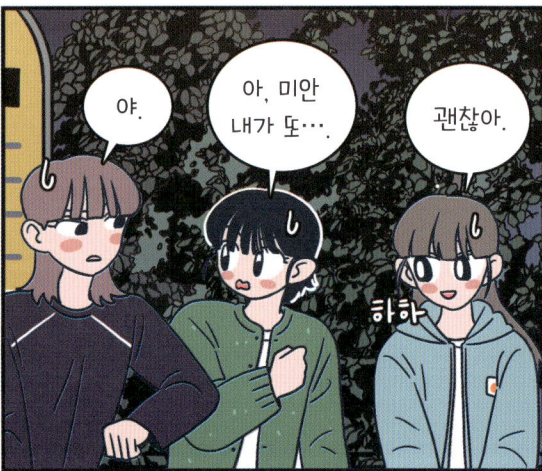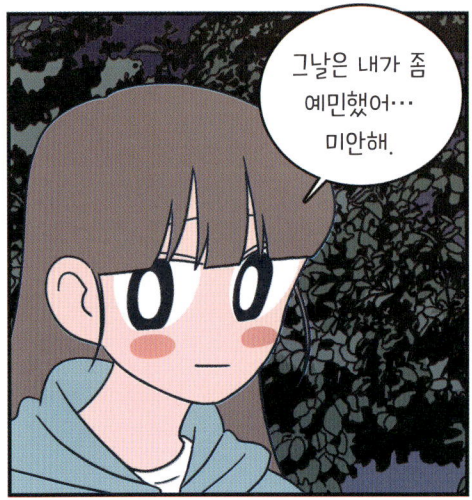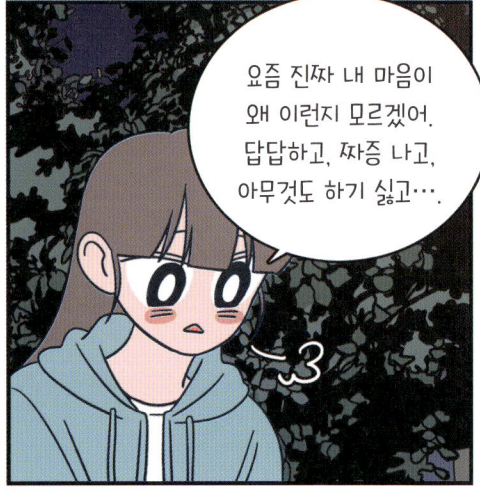

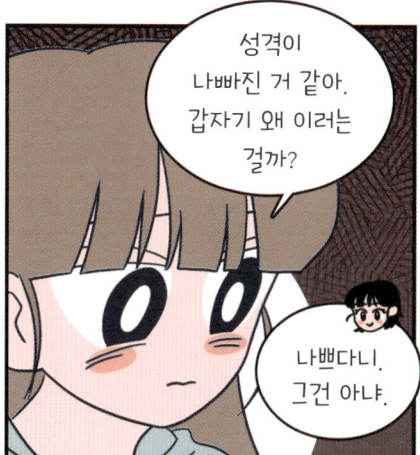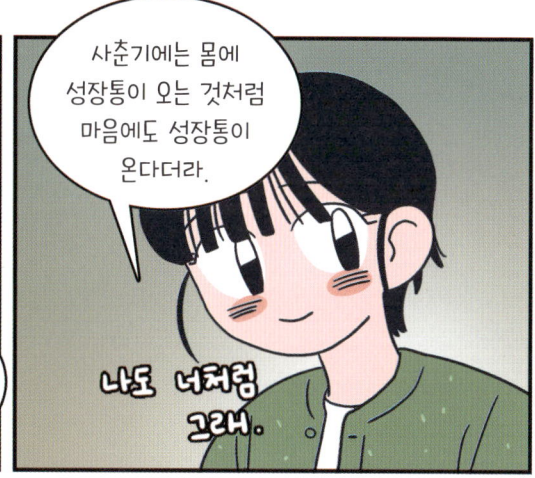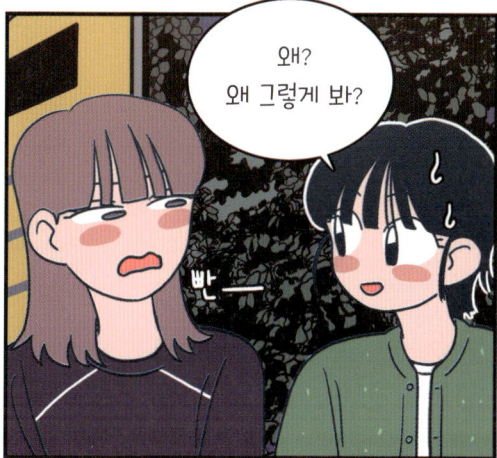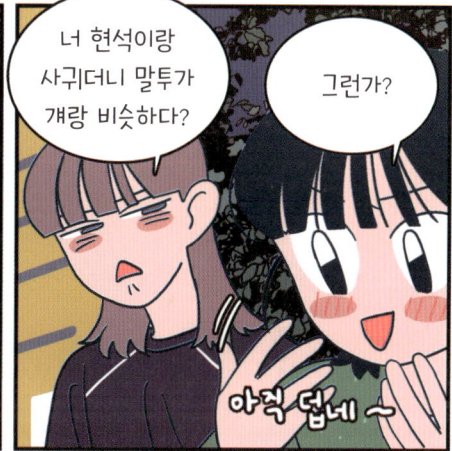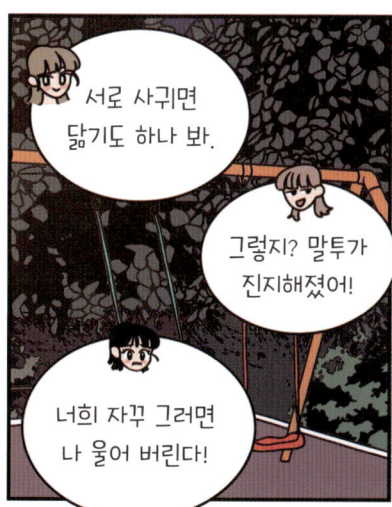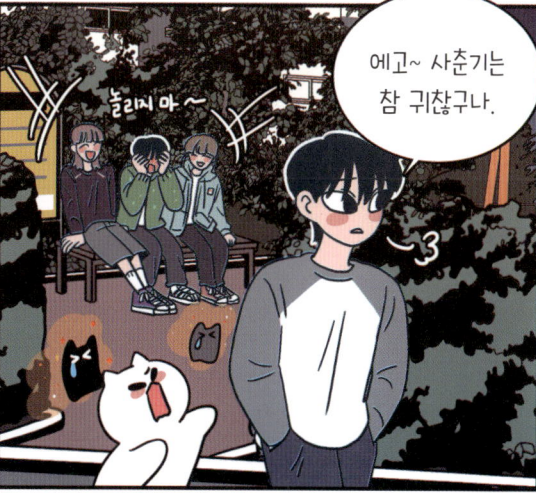

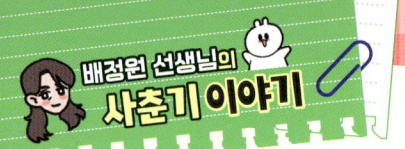

우울과 잠

사춘기는 이제까지 조용히 있던 성호르몬이 왕성하게 분비되고 움직이면서 육체적, 정신적, 정서적으로 많은 변화가 오는 시기입니다. 갑자기 우울해지기도 하고, 별말이 아닌데도 가까운 사람들의 말에 울컥 눈물이 나기도 하며, 부모님의 말씀이 간섭처럼 느껴지면서 반항도 하게 되지요. 그러다 또 별것도 아닌 일에 배가 아프게 웃기도 하는, 감정 변화가 급격한 시기예요. 그래서 '내가 정상인가?' 생각할 정도로 참 복잡한 마음일 거예요. 게다가 신체는 또 쑥쑥 자라지, 여드름은 올라오지, 얼굴은 이상하게 변하는 것 같지, 다른 친구들과 비교하면서 위축되기도 하고 말이죠. 하지만 이 모든 과정은 성호르몬 때문에 일어나는 자연스러운 과정이니, 잘 적응하면서 멋진 어른이 되기를 기다려 봅시다.

사춘기에는 급격한 감정 변화와 함께 잠도 많아집니다. 이 시기에는 잠을 많이 자야 긴장도 해소되고, 키도 잘 자랍니다. 당연히 청소년들이 걱정하는 피부 미용에도 최고의 효과를 내죠. 미인은 잠꾸러기라는 말이 괜히 있는 게 아니에요. 그런데 요즘 여러분은 스마트폰을 손에 쥐고 밤늦게까지 게임을 하거나, 유튜브를 보느라 잠을 충분히, 깊게 자지 못해서 걱정입니다. 숙면해야 정서적인 안정감도 오고 건강도 좋아져요. 충분히 잘 자도록 밤에는 스마트폰을 멀리 두도록 하세요. 청소년기를 건강하게 보내면 일생이 건강해집니다.

생각 키우기 — 건강한 생활

'내가 먹는 것이 나를 만든다'라는 말을 들어 본 적이 있나요? 한참 성장하는 청소년기에 균형 있고 건강한 음식을 먹는 것은 정말 중요합니다. 어쩌면 청소년기까지 먹은 음식의 힘이 중년, 노년까지의 건강을 좌우한다는 생각도 들어요. 학교 가기 바빠서 아침을 거르고, 집에서 만든 밥보다 햄버거나 피자, 떡볶이 같은 인스턴트 음식과 기름진 음식을 좋아하는 친구들이 많지요. 하지만 좋은 재료로 정성 들여 만든 집밥, 그리고 아침을 꼭 챙겨 먹기를 권합니다. 요즘은 음식을 골고루 먹어야 할 청소년들이 날씬해 보이기 위해서 심하게 다이어트를 하거나, 근육을 키우기 위해서 단백질만 집중해서 먹는 것을 자주 보게 됩니다. 탄수화물, 우유, 달걀 같은 좋은 단백질, 채소와 과일을 골고루 편식하지 말고 먹도록 하세요. 건강한 음식이 건강한 나를 만든다는 걸 잊지 마세요.

사춘기 상담 — 요즘 그냥 아무 것도 하기 싫고, 울고 싶은 느낌이 들어요. 사춘기에는 원래 그런가요?

사춘기에 활발하게 분비되는 성호르몬과 뇌의 구조와 기능이 변화하고 발달하면서 감정이 너무 빨리 바뀌어서 그렇습니다. 자연스러운 현상이지만, 그런 감정에 너무 휘둘리지 않는 노력이 어느 정도 필요합니다. 자주 바뀌는 감정 때문에 내 곁에 소중한 사람들의 감정을 상하게 하거나 관계가 나빠지면 안 되잖아요? 친구와 만나 수다 떨며 산책도 하고, 운동을 해서 땀을 흘리고 몸을 움직여 주면 한결 기분이 나아질 거예요. 무엇보다 여러분에게 인생의 간접 경험을 하게 해 주고 오래도록 좋은 친구가 되어 주는 책을 많이 읽는 습관을 들이는 것을 꼭 추천하고 싶어요.

7장
나 자신을 어떻게 사랑할까?

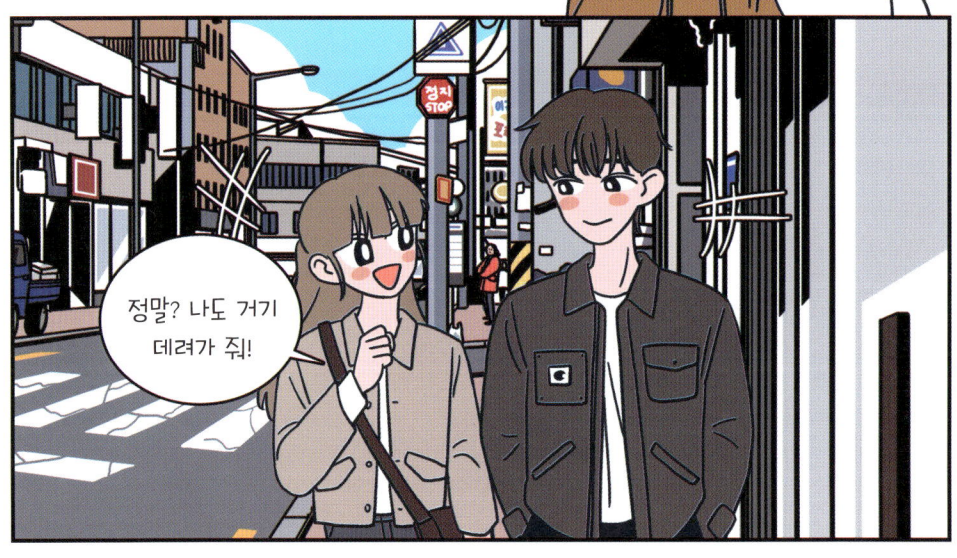

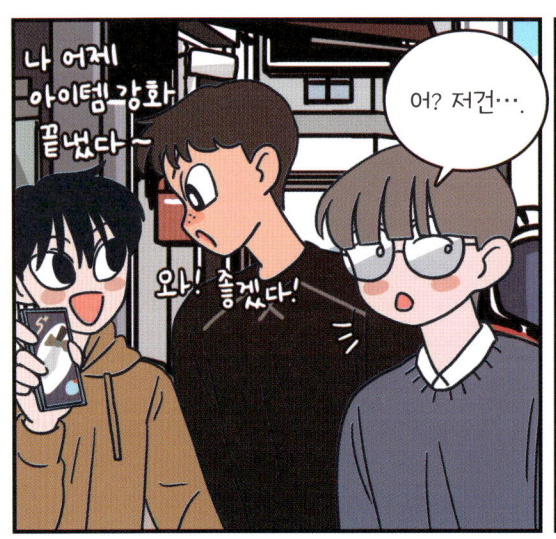

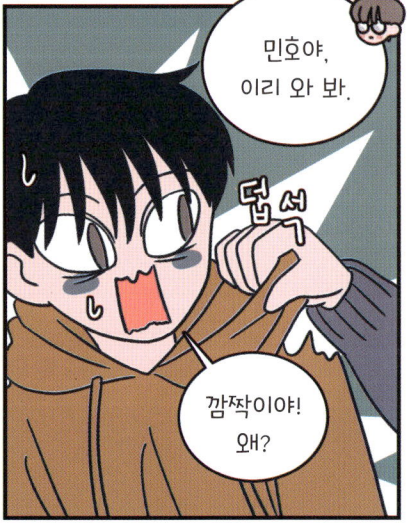

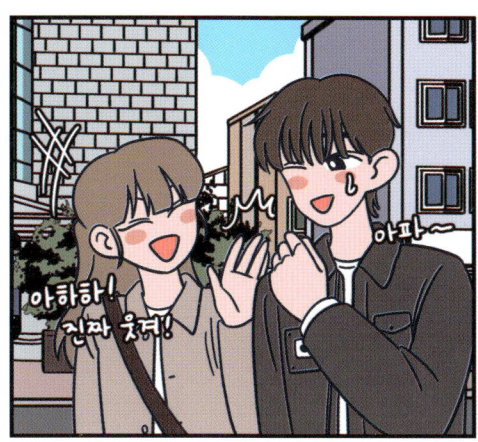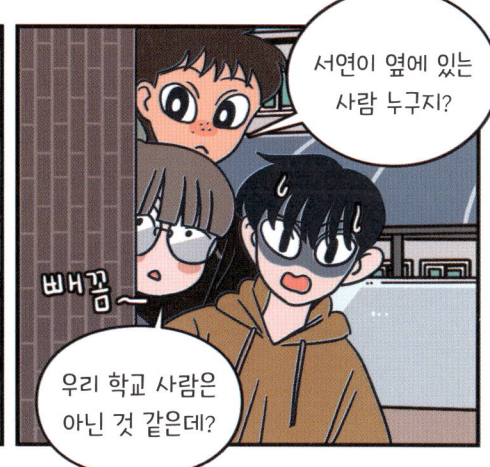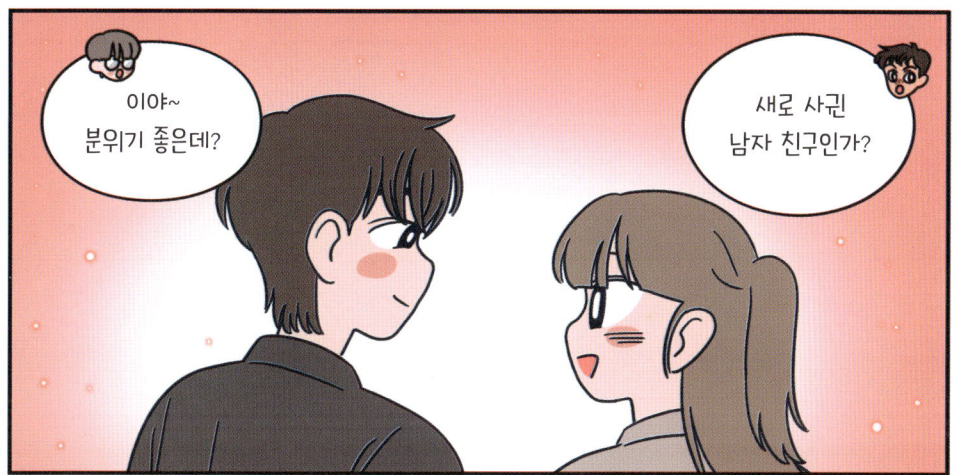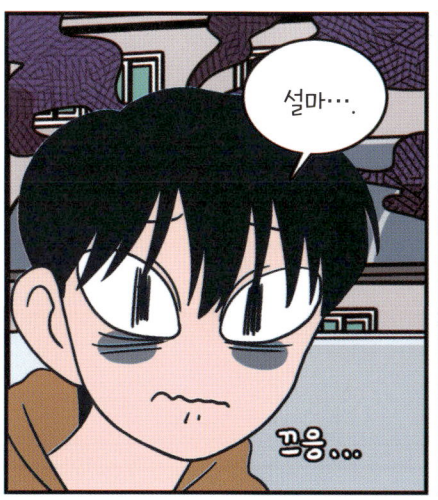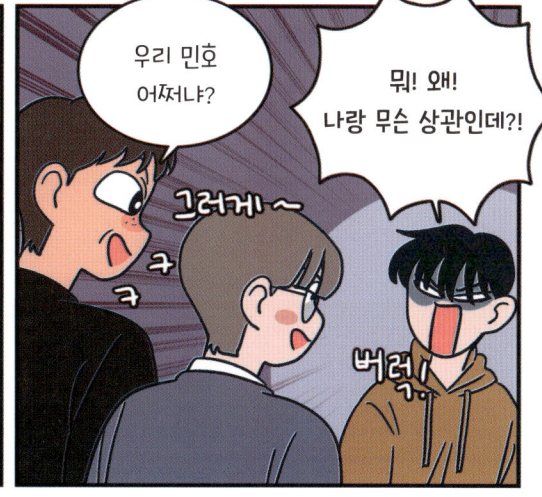

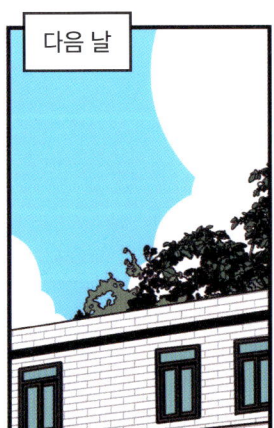
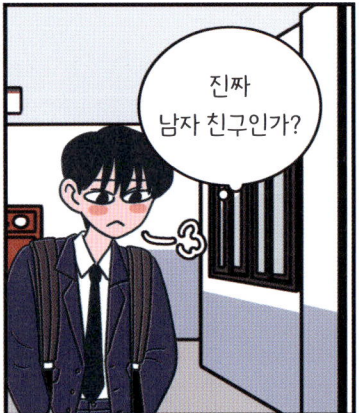
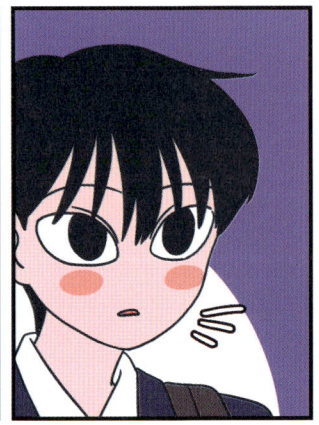
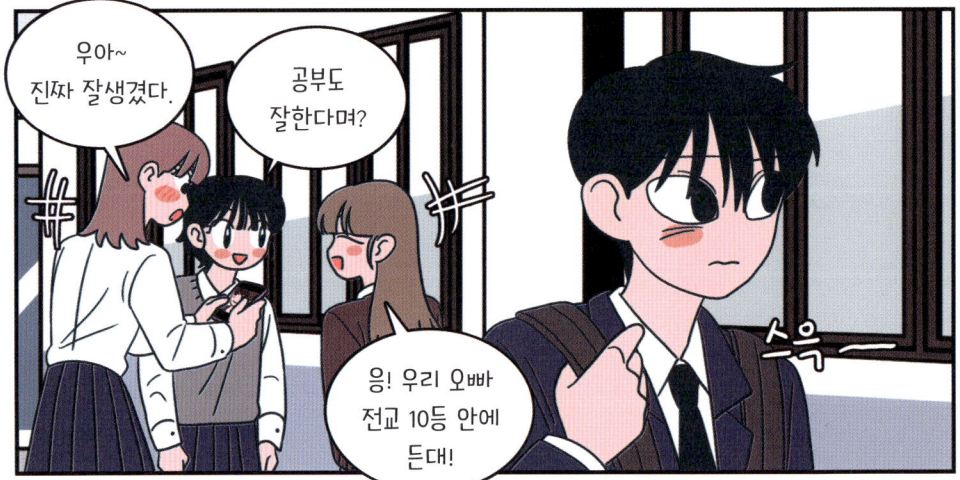
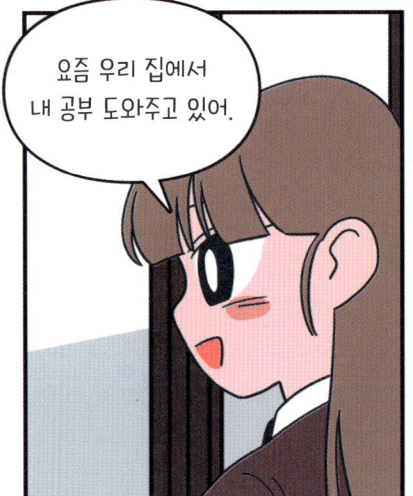
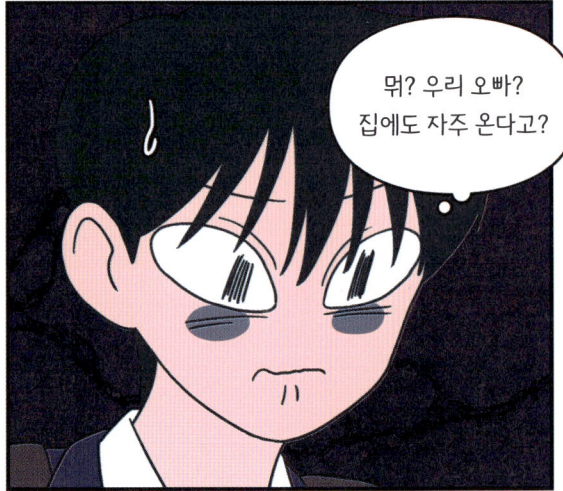

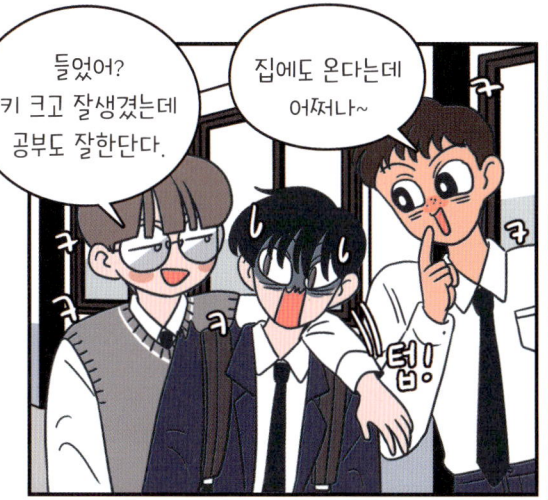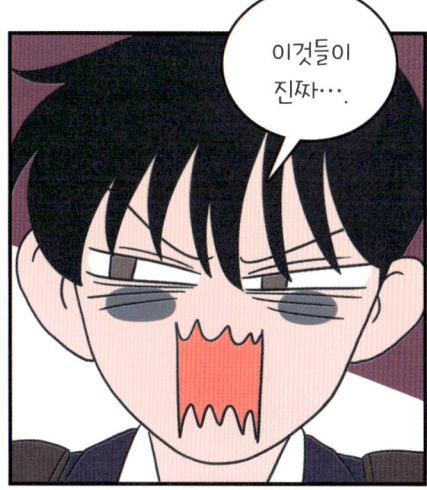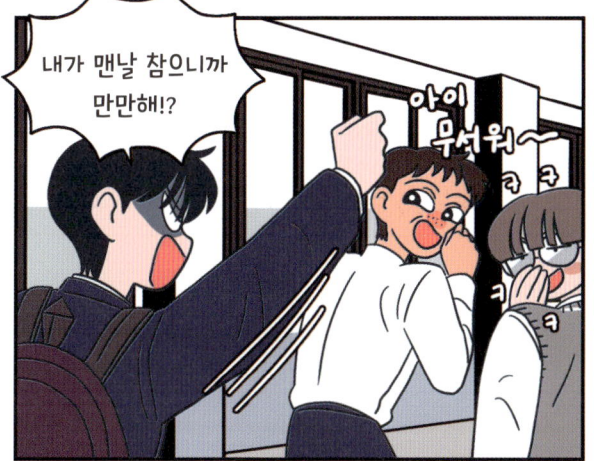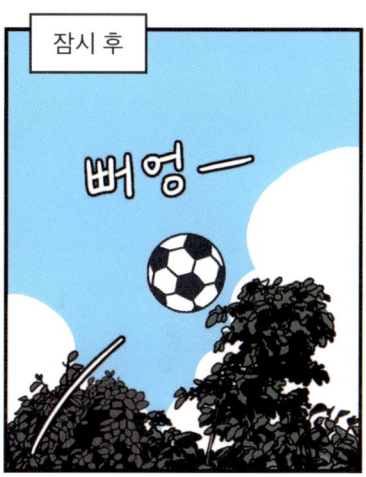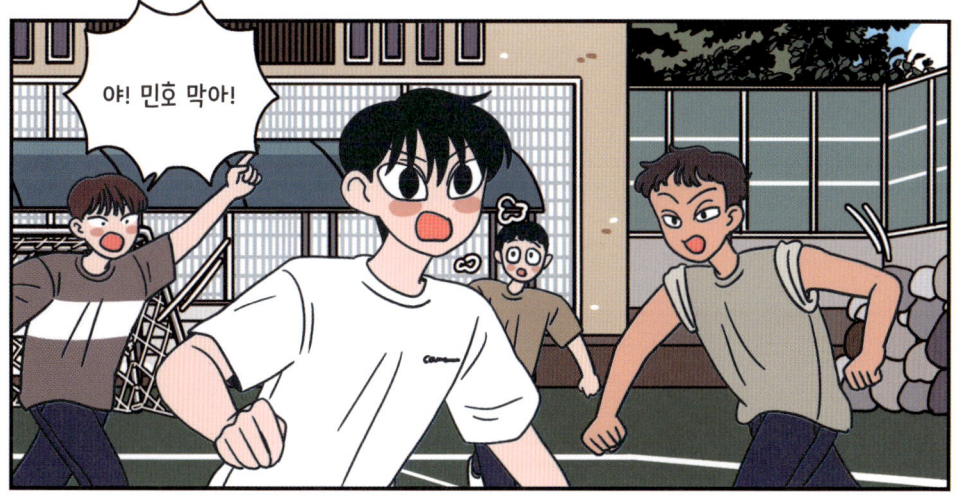

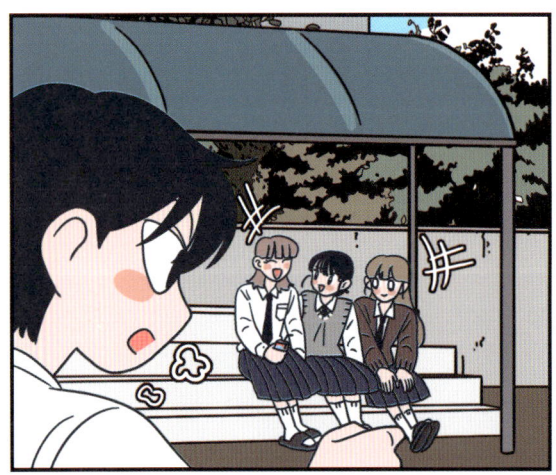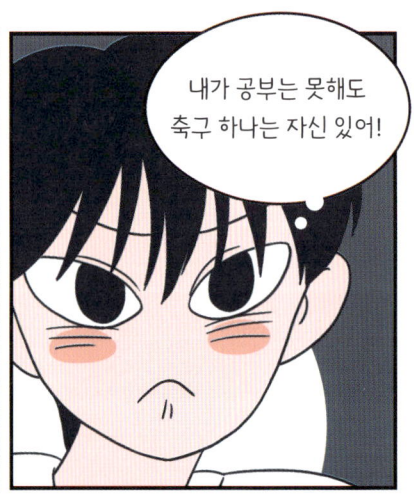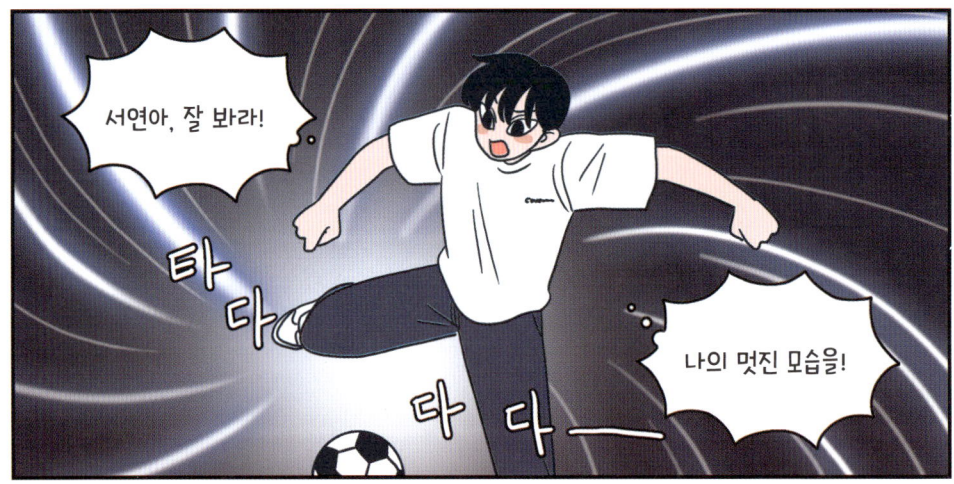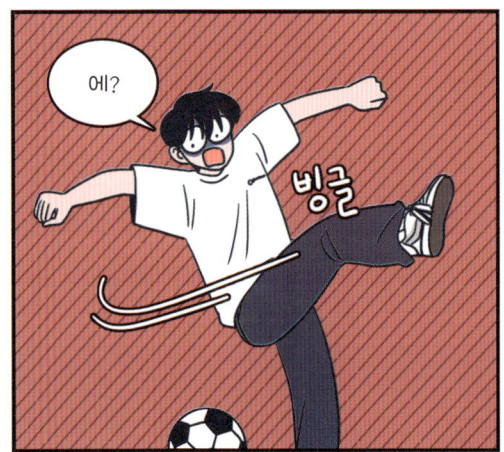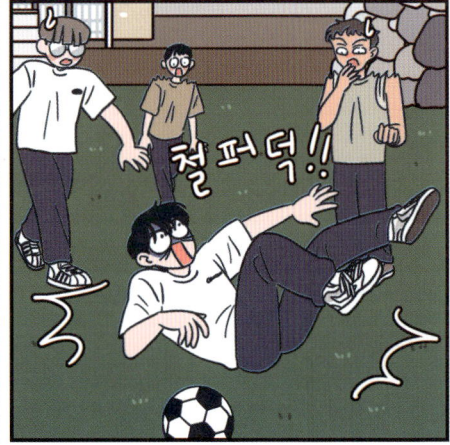

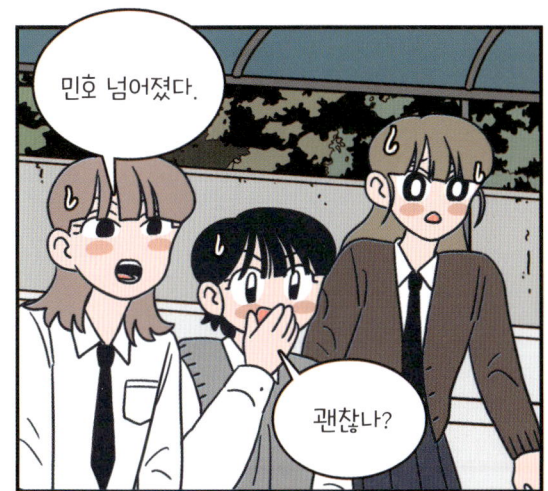
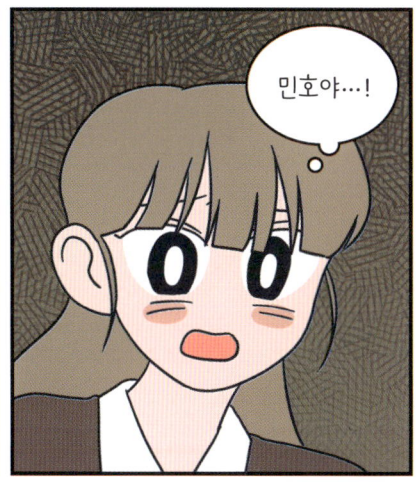
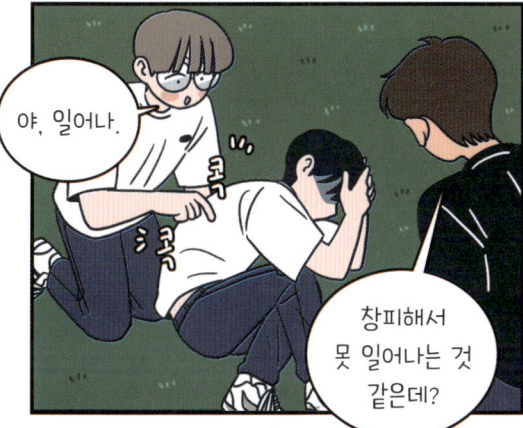
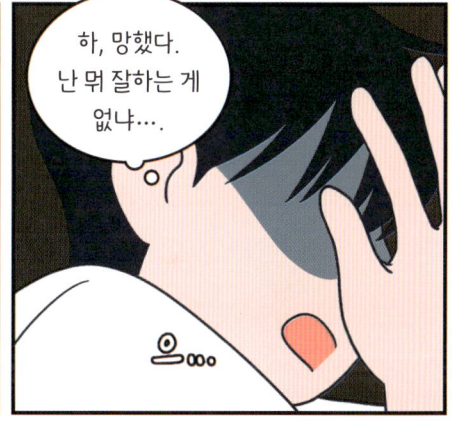
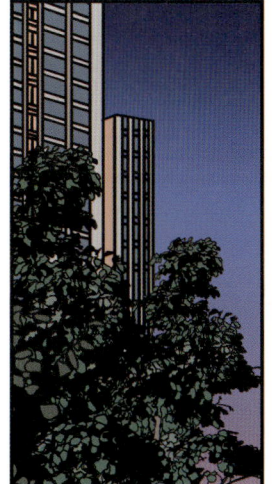
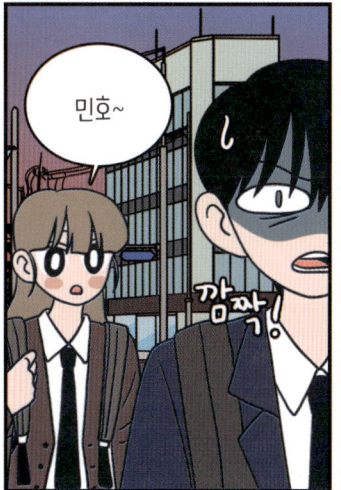
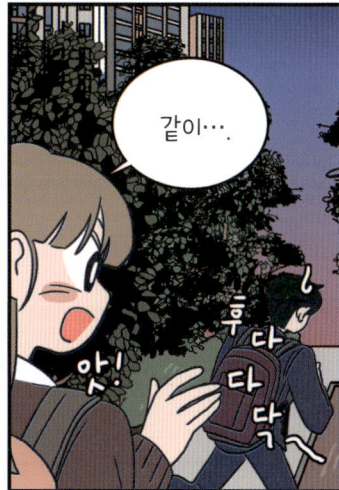

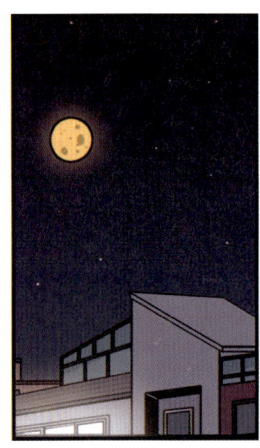
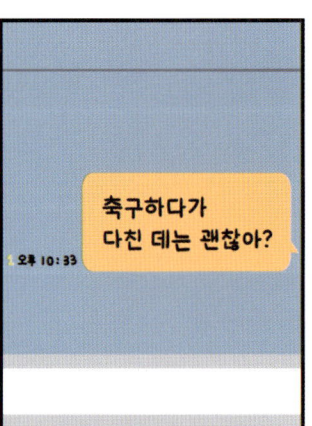
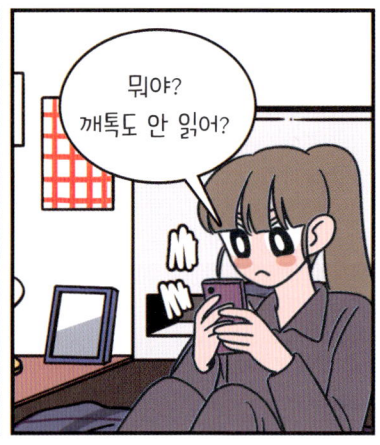
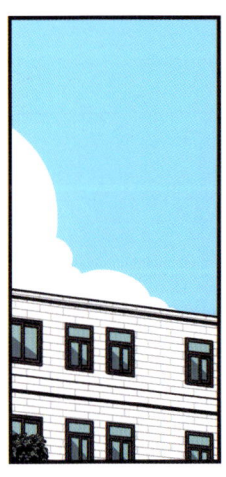
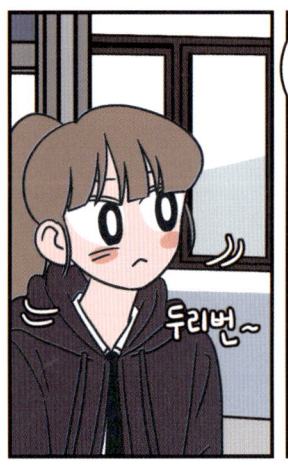
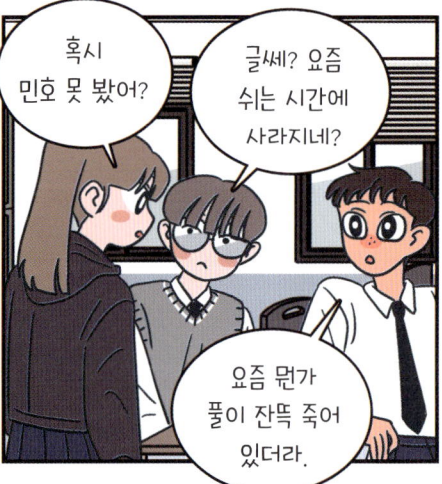
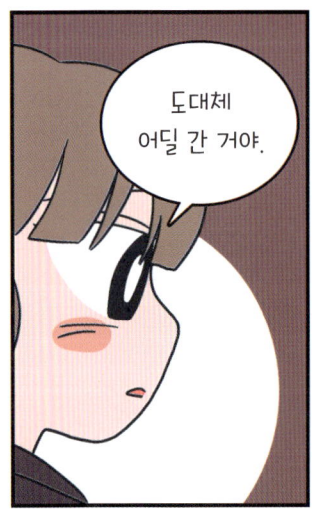
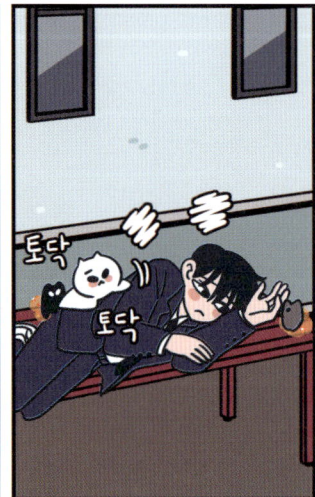
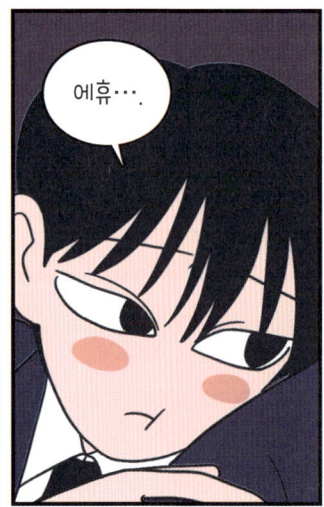

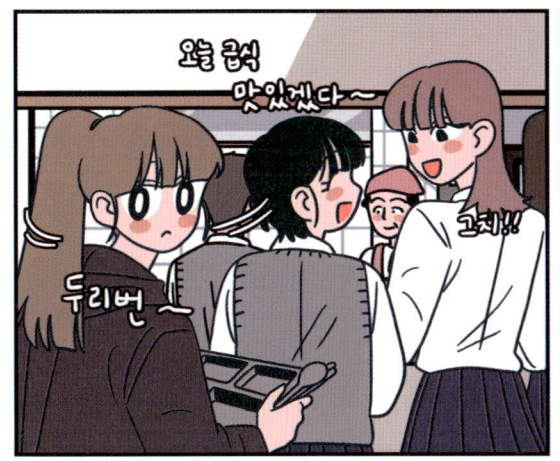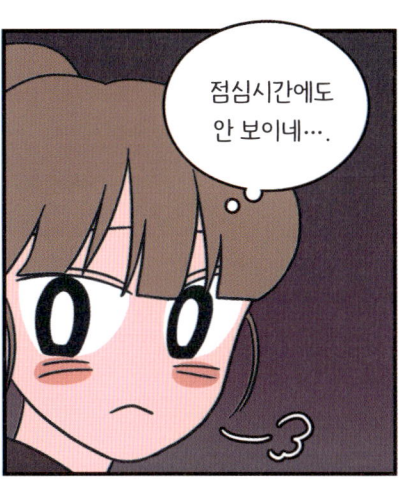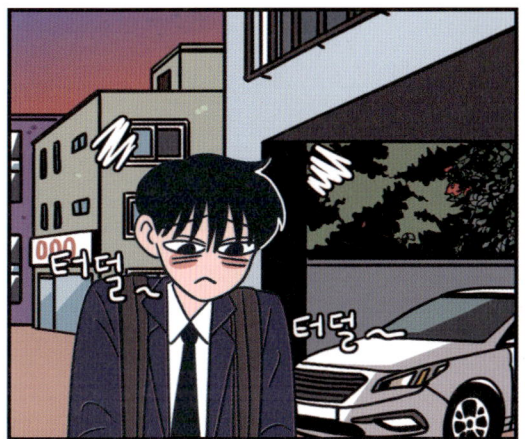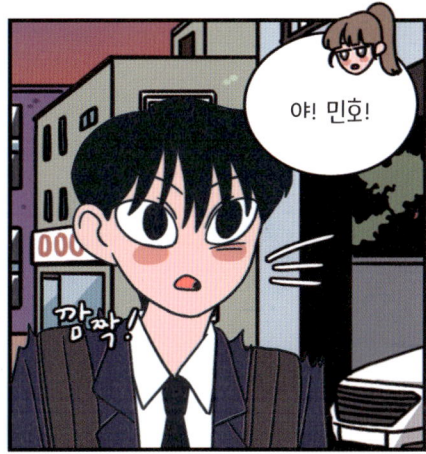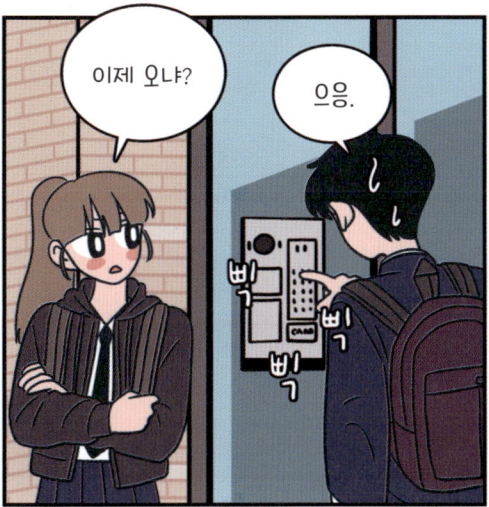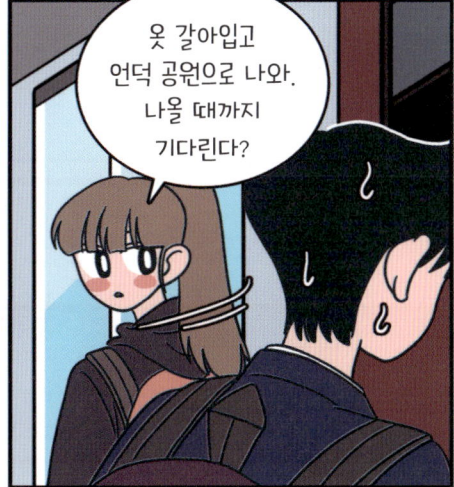

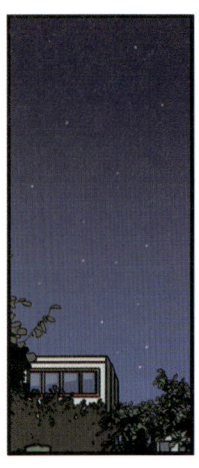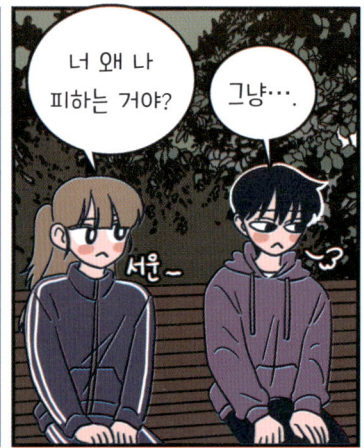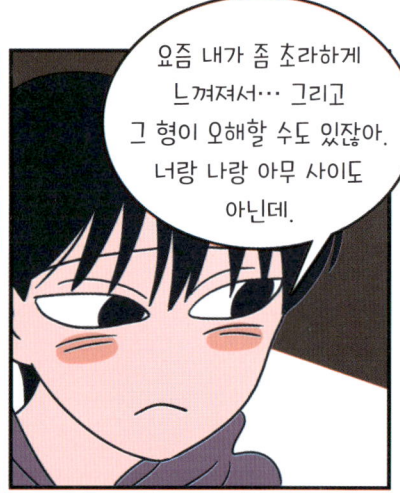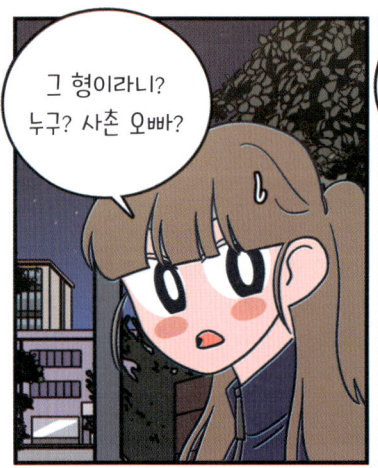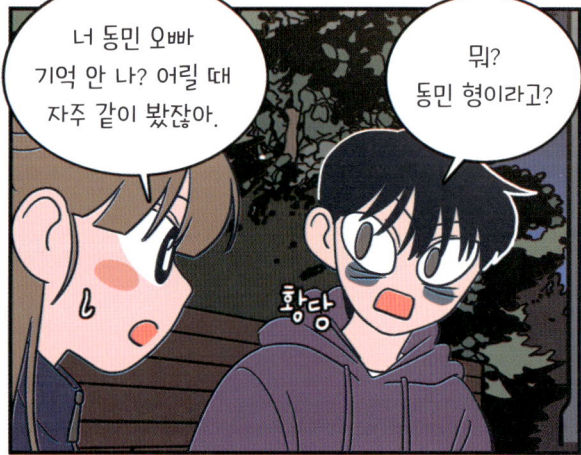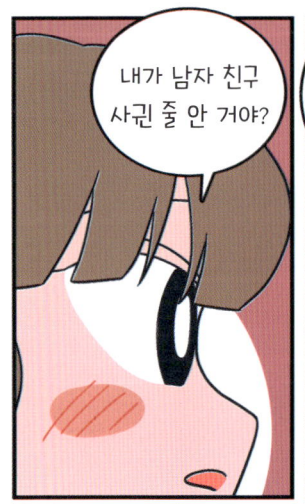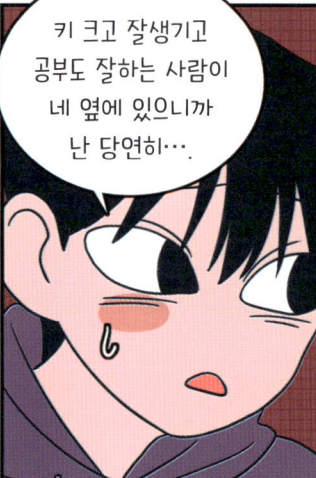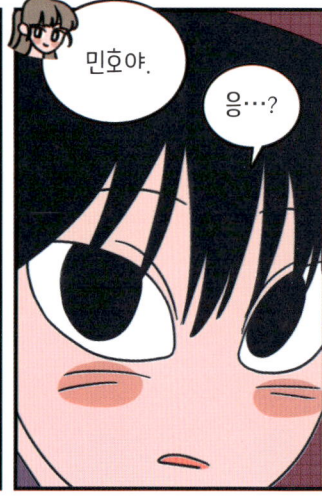

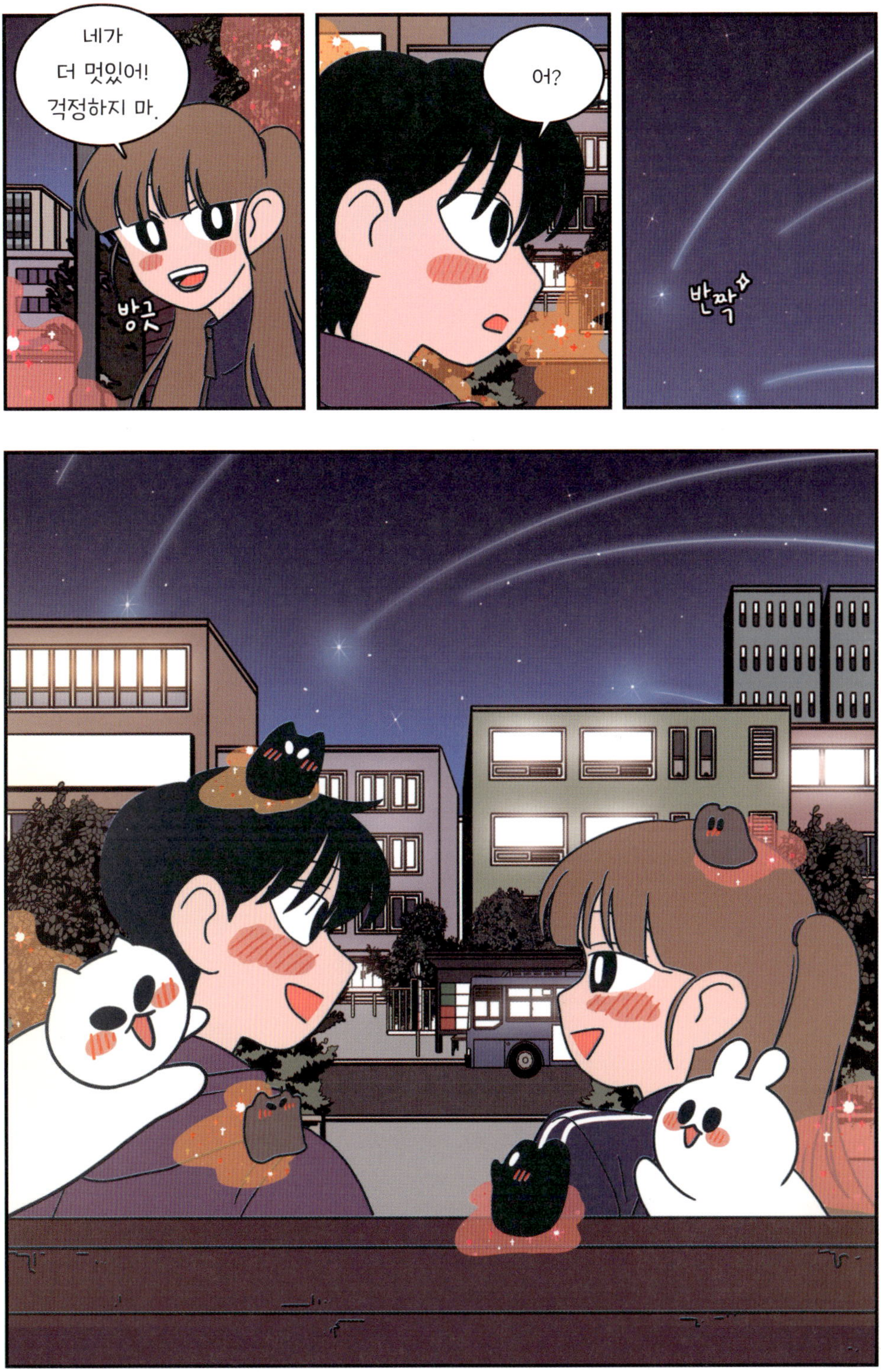

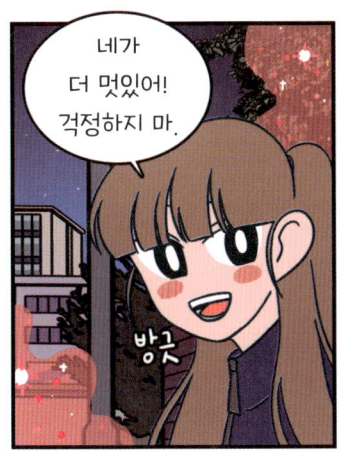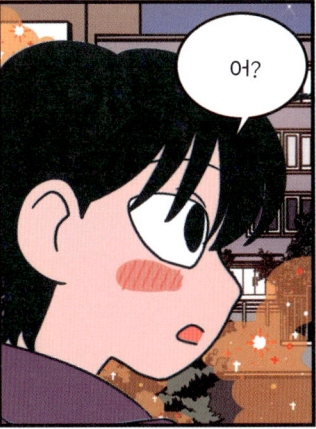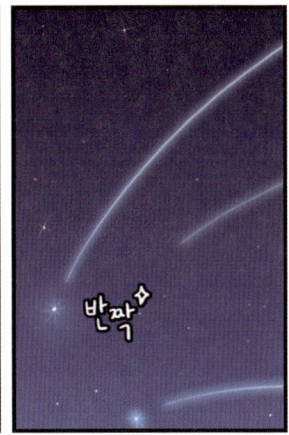

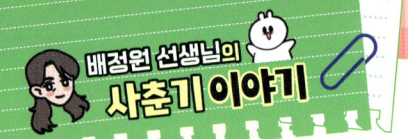

나를 사랑하기

여러분이 "응애!"하고 첫 숨을 쉬면서 힘차게 세상에 나왔을 때, 여러분의 엄마가 의사 선생님에게 가장 처음 했던 질문이 뭔지 아는 친구 있나요? 그것은 바로 "아기가 건강한가요?"였어요. 부모님은 여러분이 공부를 잘하거나, 운동을 잘했으면 하는 그런 바람이 아니라, '건강하기'만을 간절히 소망하셨다는 거죠. 그러니 지금 건강하게 잘 자라고 있는 친구들은 아주 잘하고 있는 것이니 자신을 자랑스럽게 생각하면 좋겠어요.

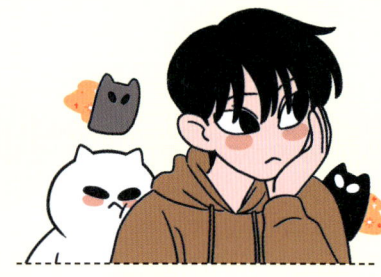

'자존감'이란 바로 '자신을 소중하게 생각하는 마음', '자기 자신을 존중하는 마음'이랍니다. 그것은 지금까지 부모님을 비롯해 여러분을 사랑하는 사람들에게 받아온 사랑을 바탕으로, '자신을 사랑하고 귀하게 생각하는 마음'을 갖는 거예요. 쉽게 말하면 '나는 충분히 괜찮은 사람이야'라고 생각하는 마음이지요. 마치 우리가 소중한 보물을 아끼고 지키듯이, 나 자신을 그렇게 소중하게 여기는 마음 말이에요.

실수는 배움의 기회이니 언제든 실수해도 괜찮고, 완벽하지 않아도 괜찮아요. 노력하는 과정 자체가 멋진 것이니까요. 여러분은 모두 특별하고 소중한 존재예요. 키, 몸무게, 학교 성적, 외모 같은 것들로 자신의 가치가 결정되지 않아요. 여러분 안에는 무한한 가능성이 있고, 그 자체로 충분히 사랑받을 자격이 있답니다.

생각 키우기 | 자존감

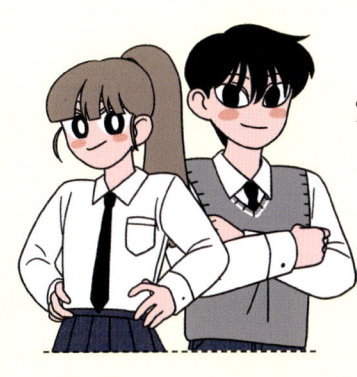

자존감이 있으면 실수해도 '다음에는 더 잘할 수 있어!'라고 생각할 수 있어요. 새로운 도전을 할 때 '한번 해 보자!'하는 용기도 생기죠. 다른 사람들의 좋지 않은 말에도 흔들리지 않고 나의 의견을 당당하게 말할 수 있어요. 그뿐 아니라 다른 사람들도 더 잘 이해하고 배려할 수 있답니다.

사춘기 상담 | 공부도 못하고 외모도 별로인 저를 스스로 사랑할 구석을 못 찾겠어요.

자존감이 낮아져서 힘들지요? 제일 중요한 것은 내가 나를 좋아하는 거예요. 공부도 못하고 외모도 만족스럽지 않다고 느끼겠지만, 사람들에게는 저마다 특별한 점이 있답니다. 남들보다 잘하는 것, 독특한 개성 같은 것 말이에요. 우리 사회는 무척 날씬하고, 연예인 같은 외모를 예쁘다고 여기지만, 외국에서는 우리 사회에서 예쁘다고 생각하는 외모가 아니라, 사람마다 개성이 있는 외모가 더 매력적이라고 생각한답니다. 스스로 사랑할 구석을 못 찾겠다고요? 답을 찾는 쉬운 방법을 알려 줄게요. 우리가 가진 장단점은 결국 양면의 거울이랍니다. 장점이 곧 단점이고 단점이 곧 장점이에요. 내가 단점이라고 생각하는 것을 찾아보세요. 그리고 그것을 뒤집어 생각해 보면 바로 그것이 나의 장점이라는 걸 알 수 있을 거예요. 예를 들면, '까무잡잡한 피부 덕분에 나는 건강해 보여', '나는 냉정해. 그래서 나는 합리적이야.'라고 나의 장점을 알아차리는 거죠.

8장
우리는 단 하나뿐인 존재

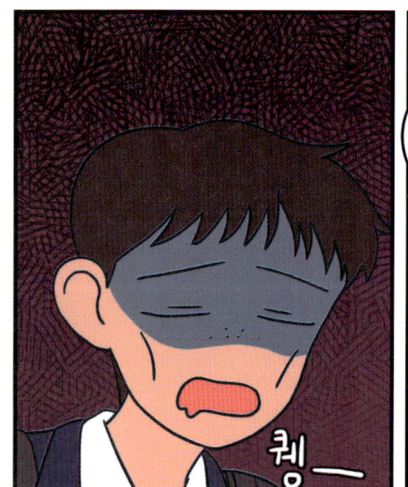
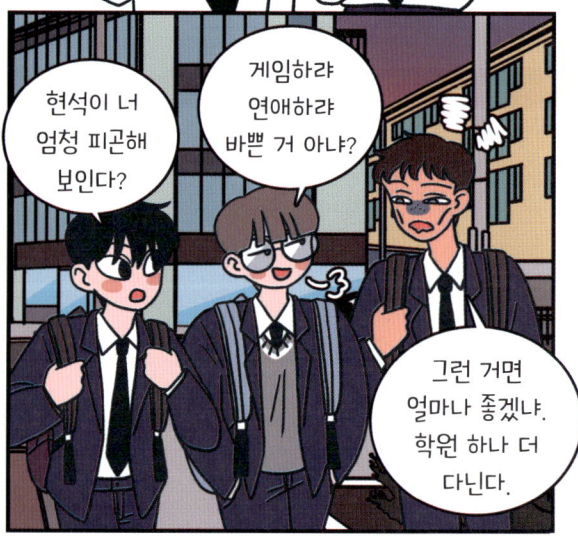
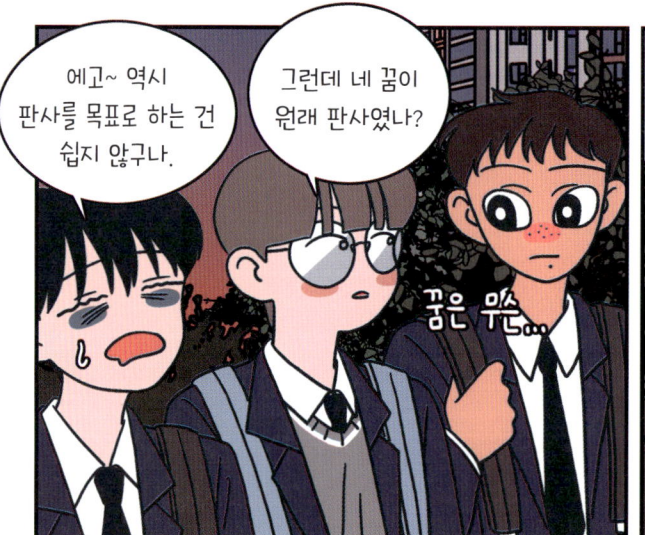
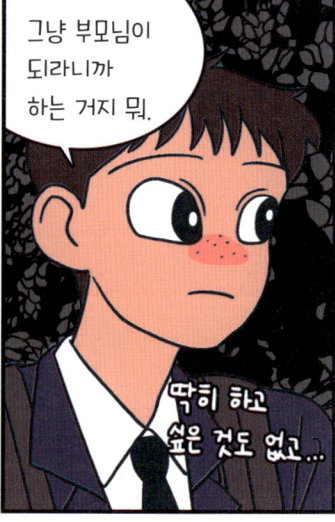

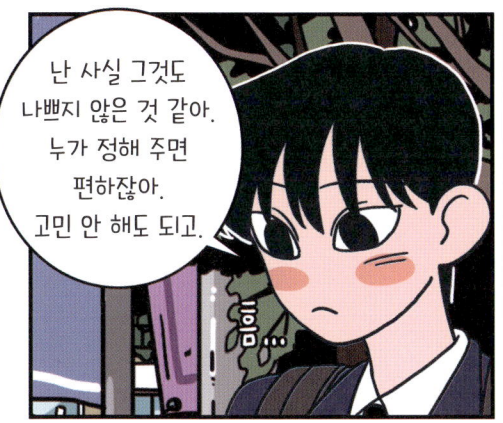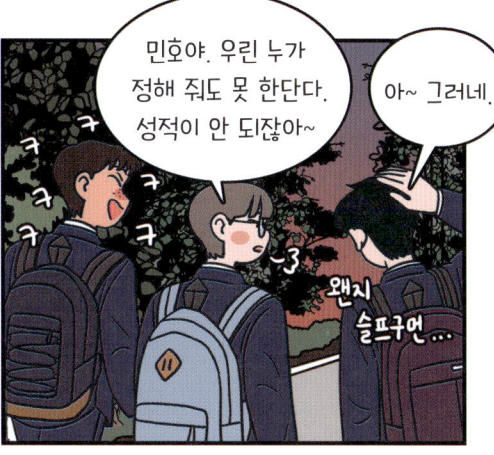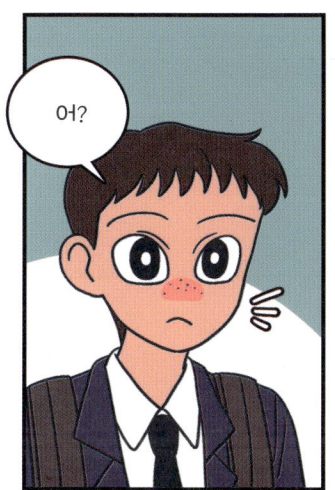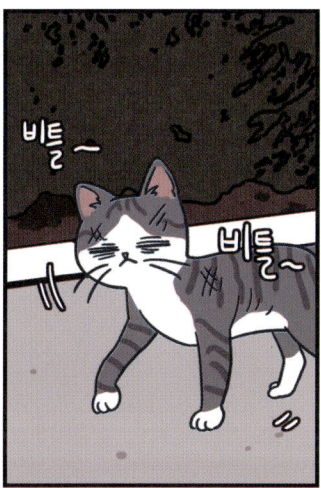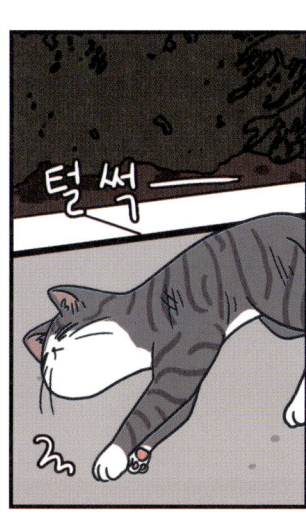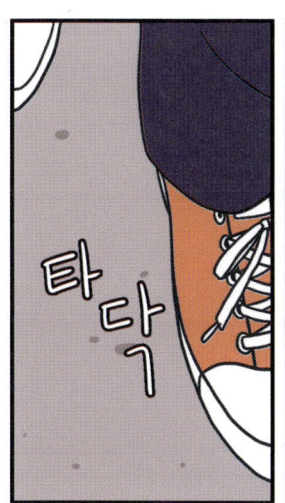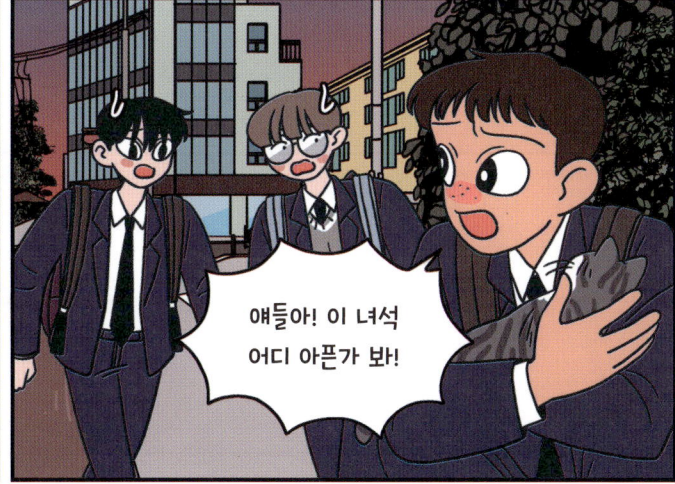

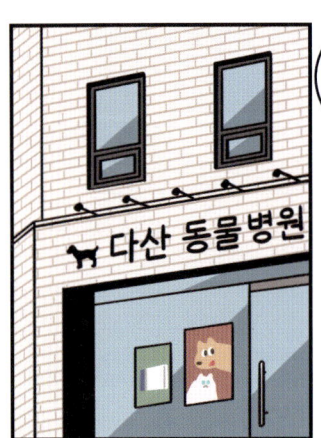
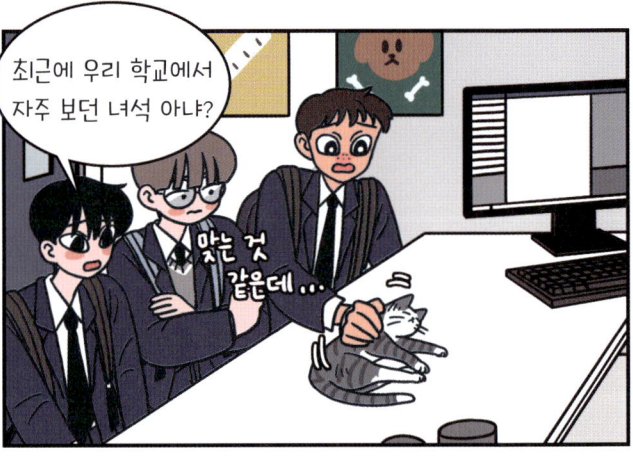
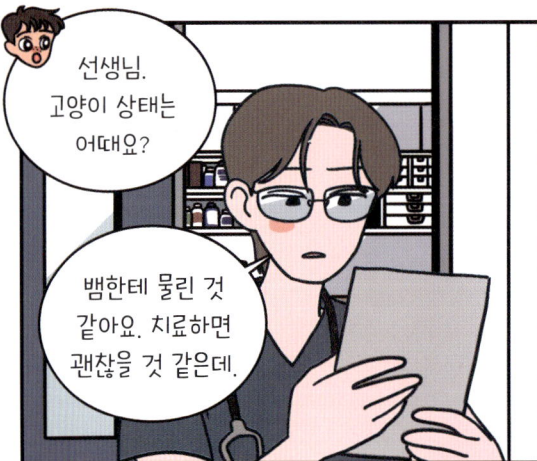
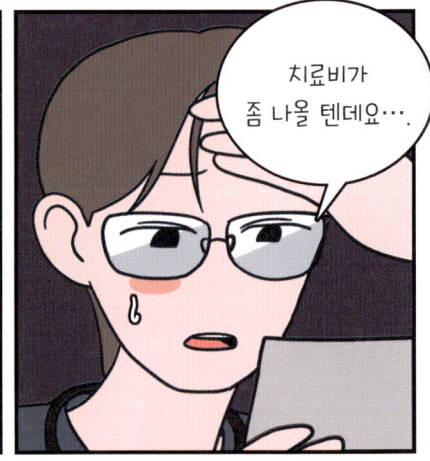
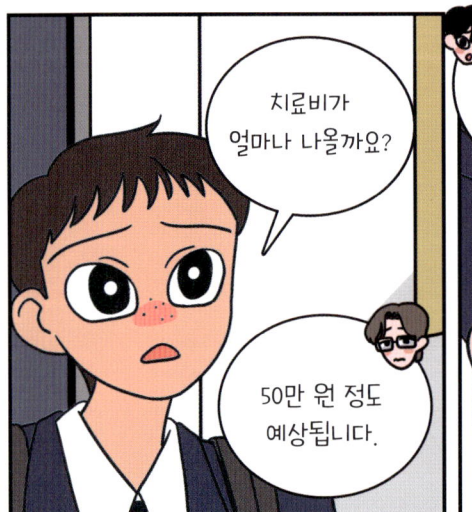
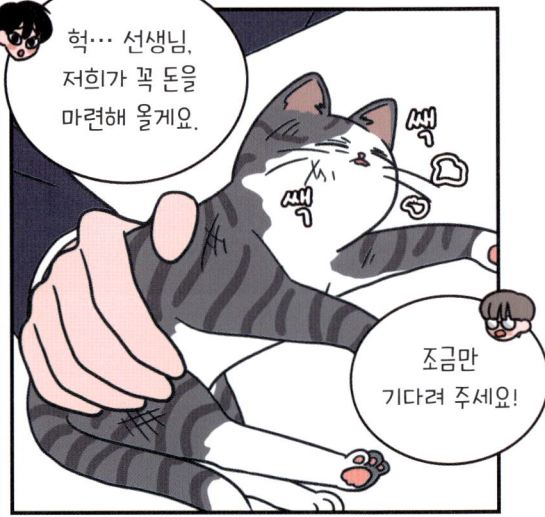

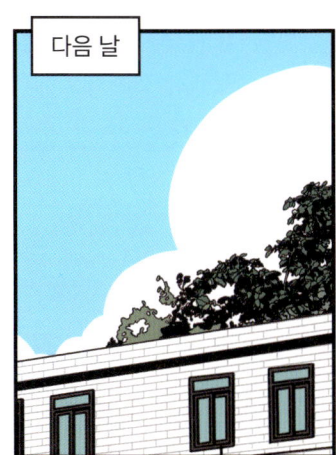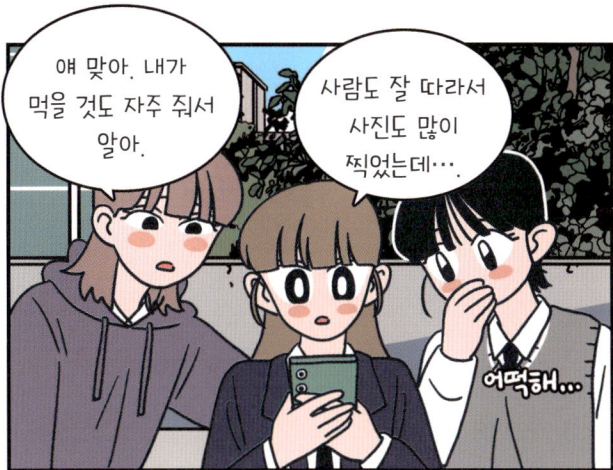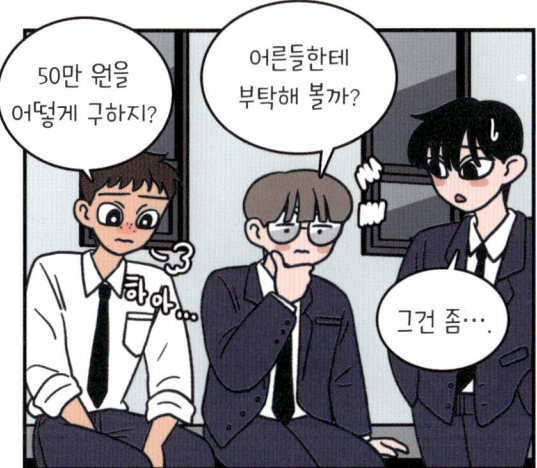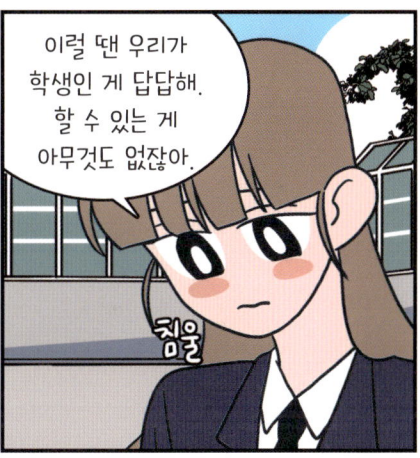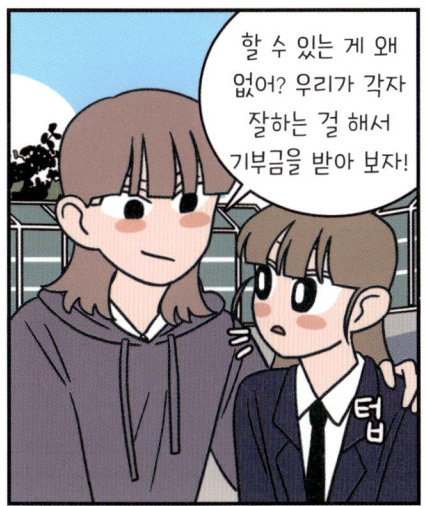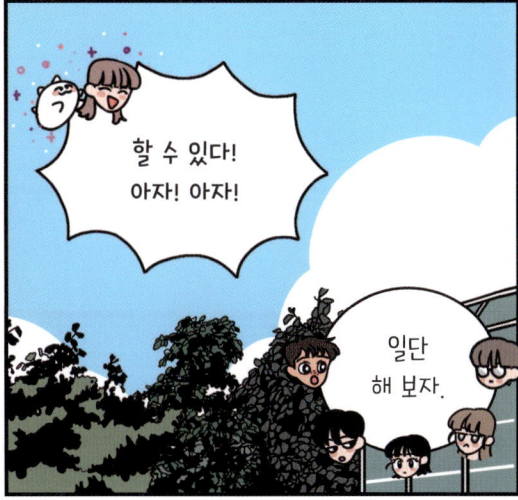

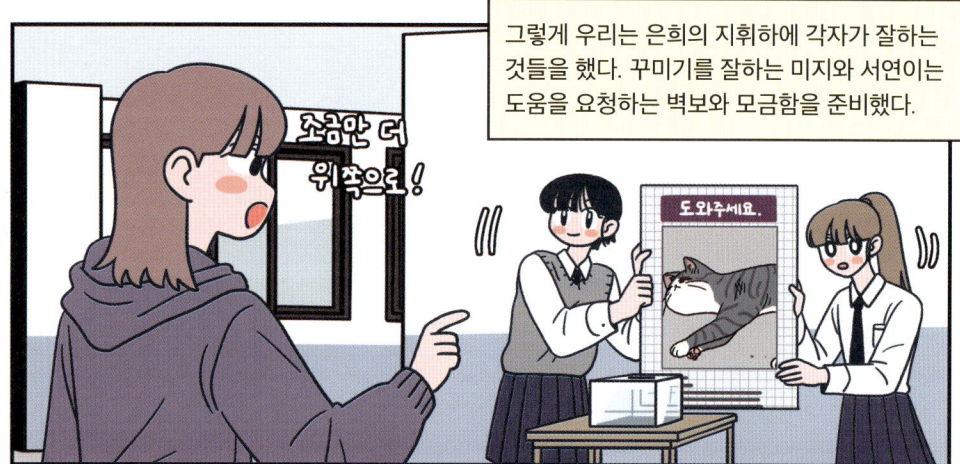

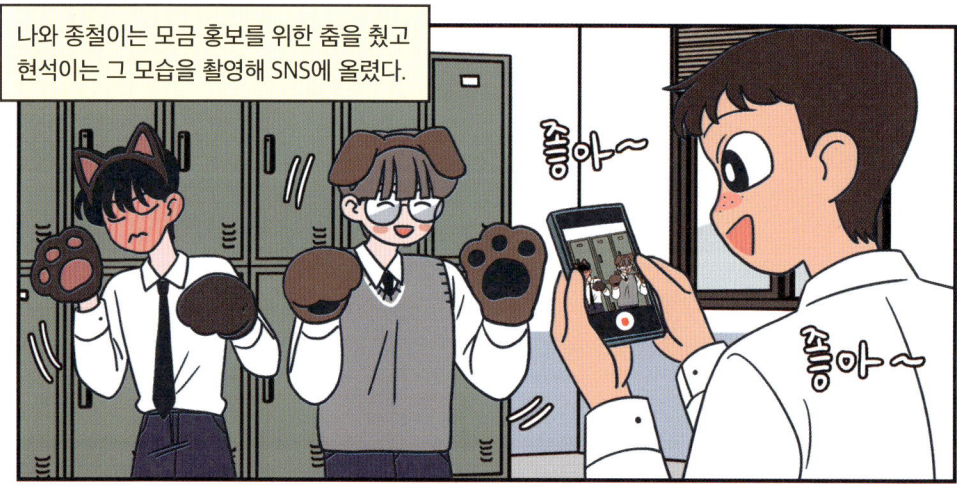

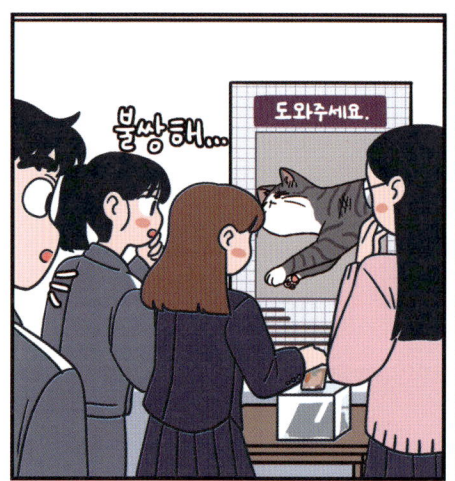

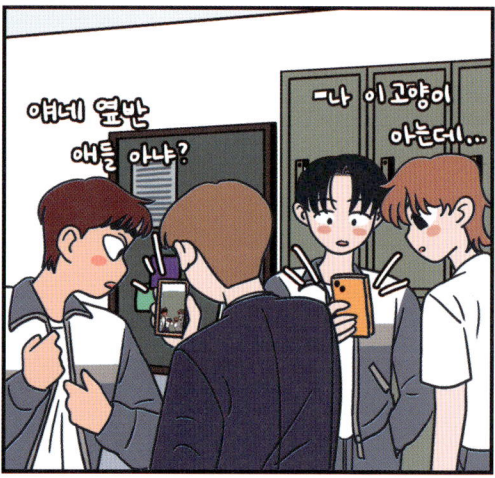

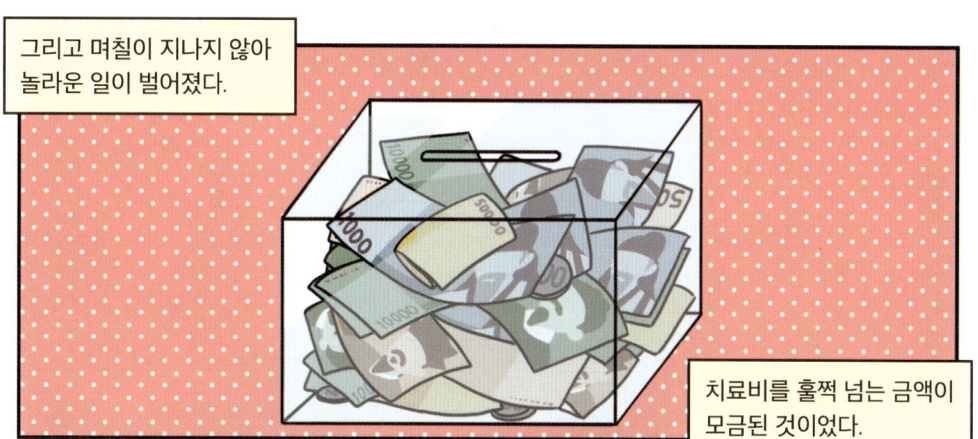

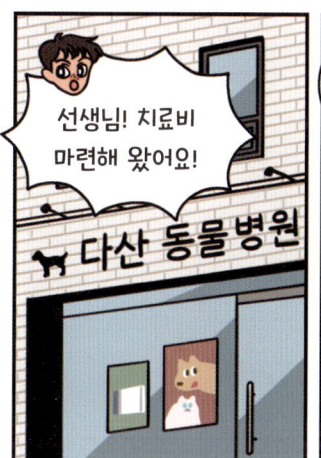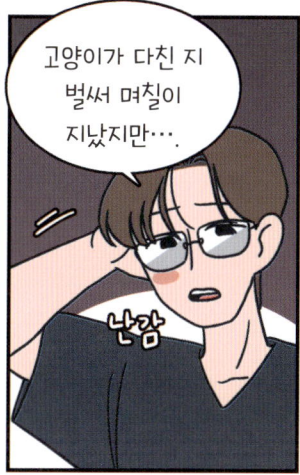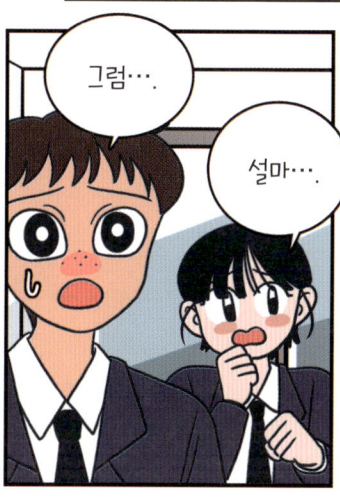

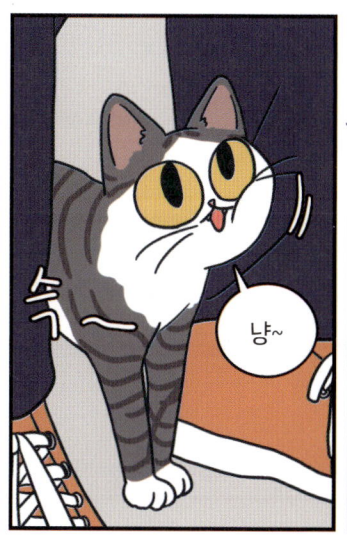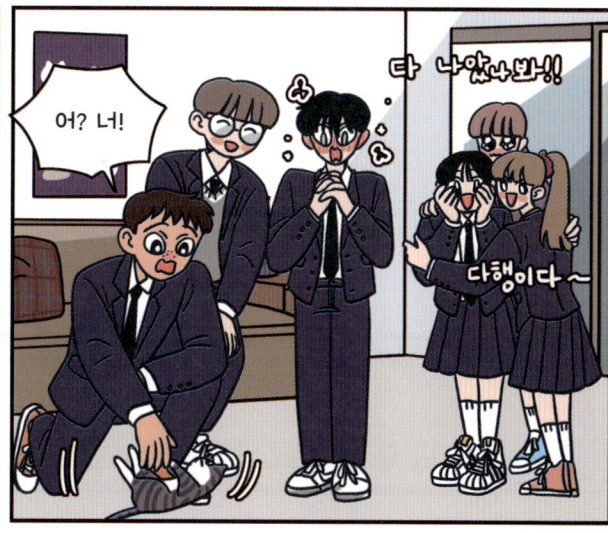

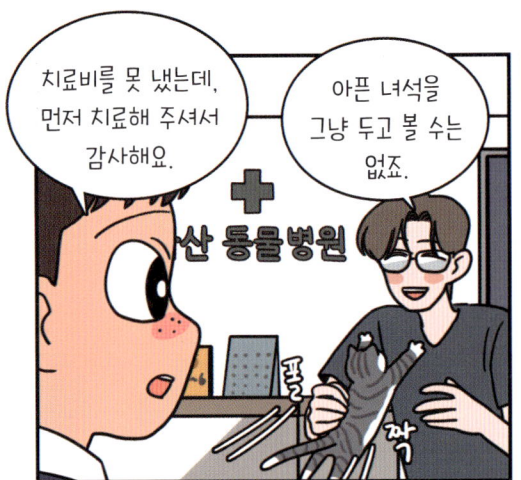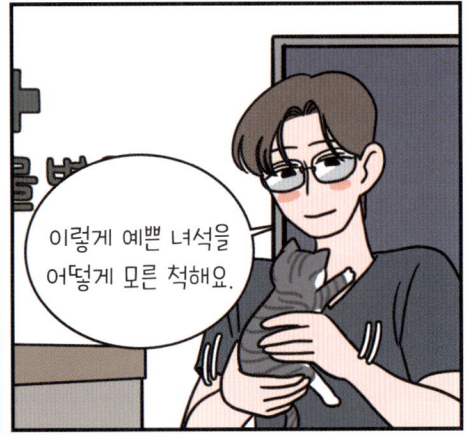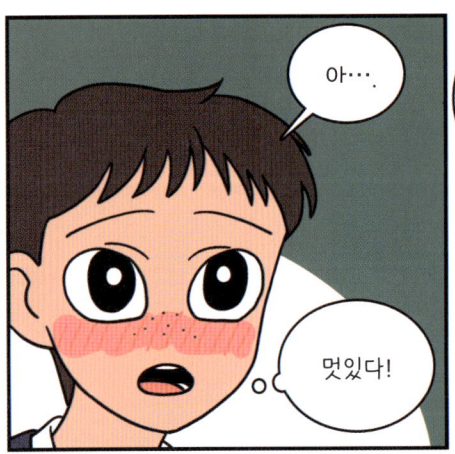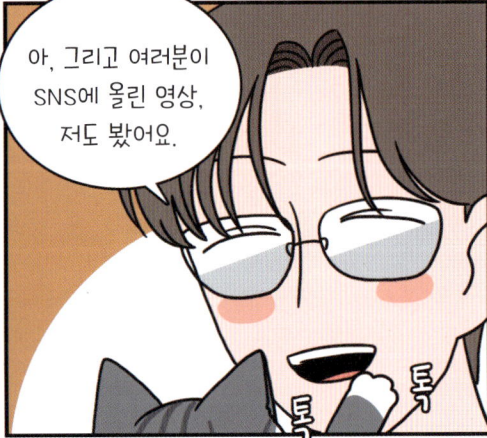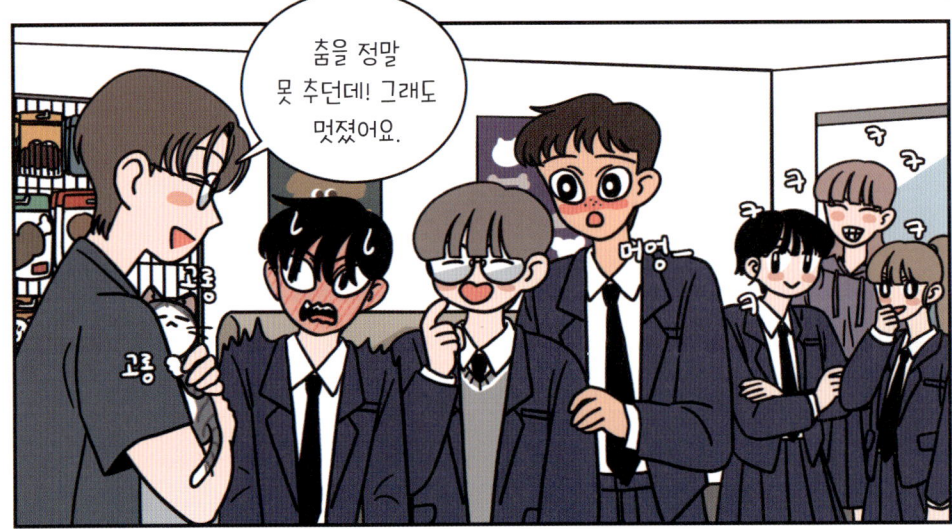

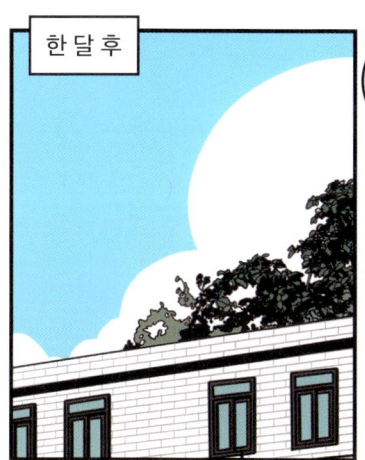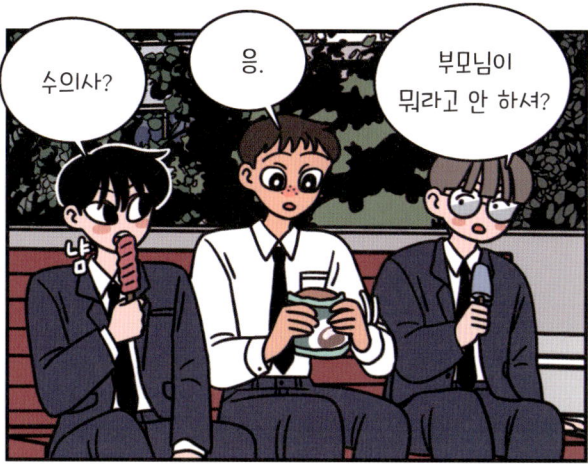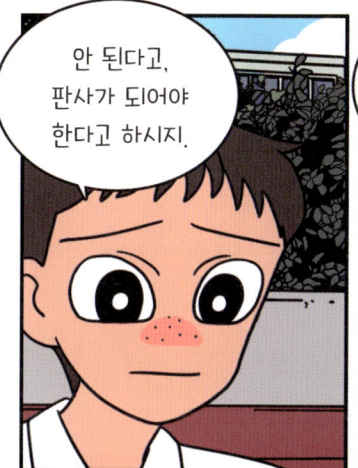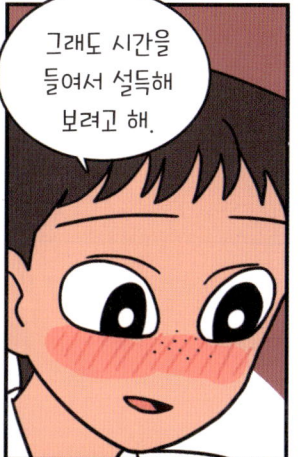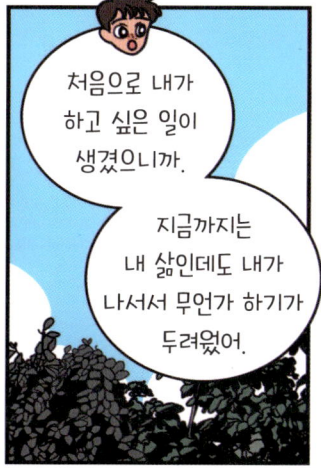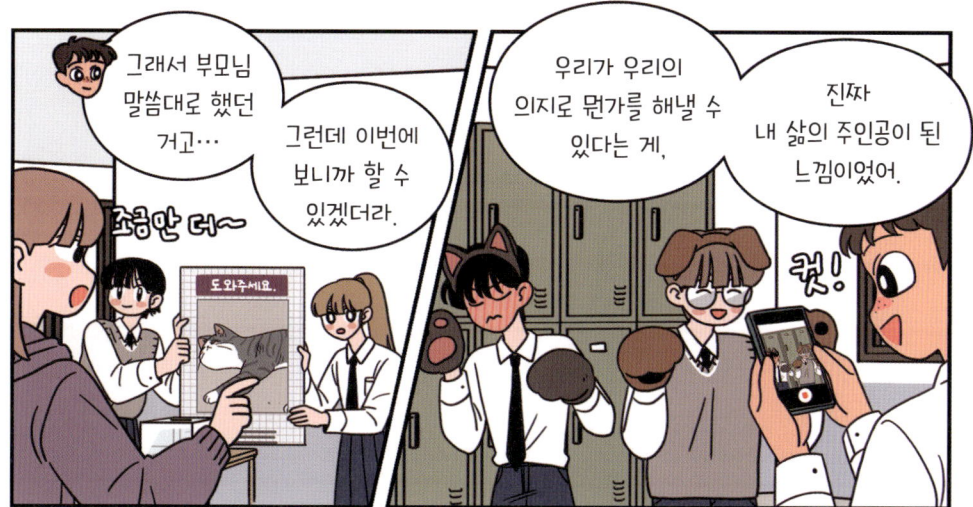

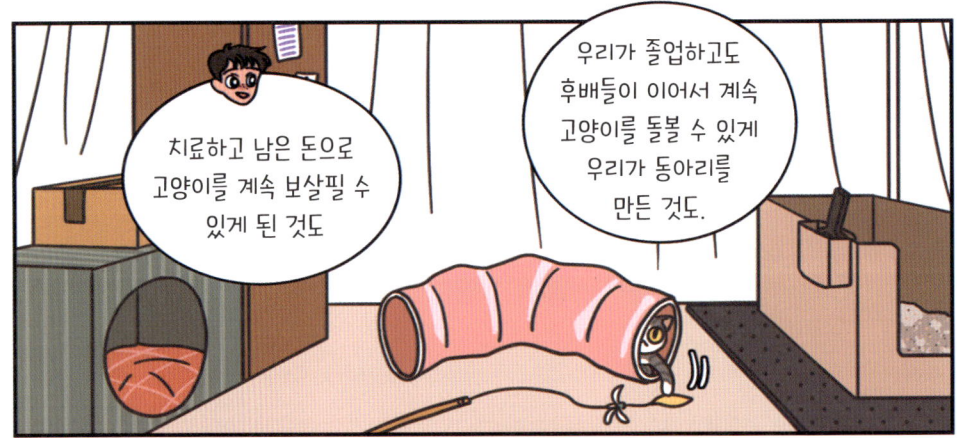
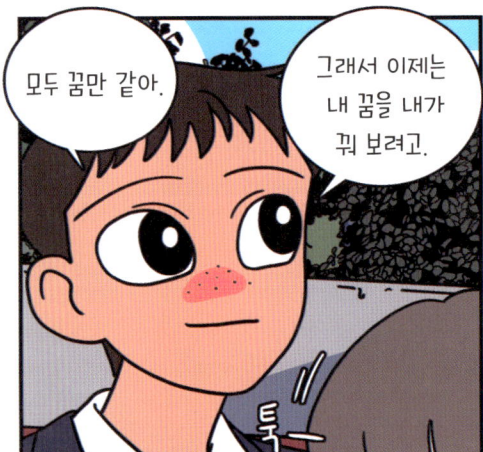
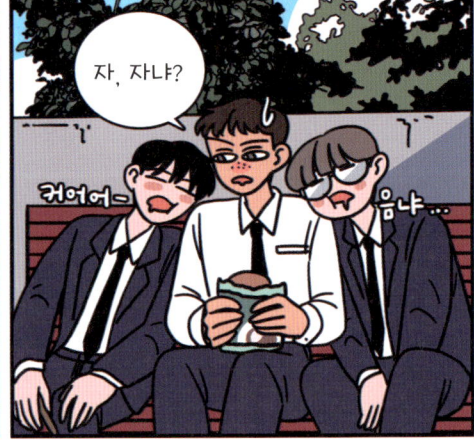
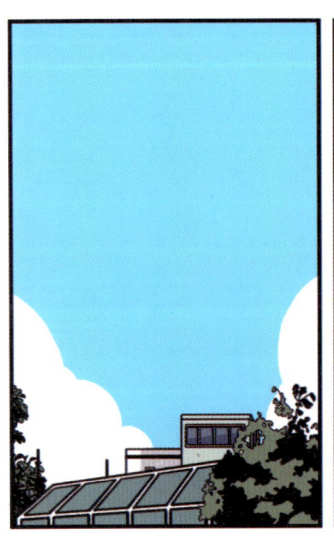
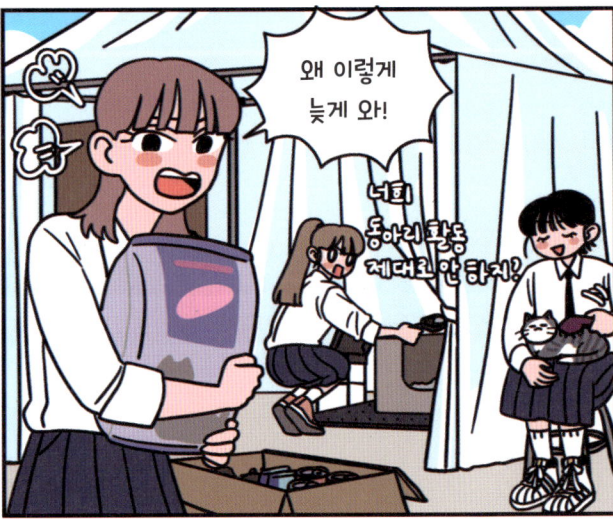

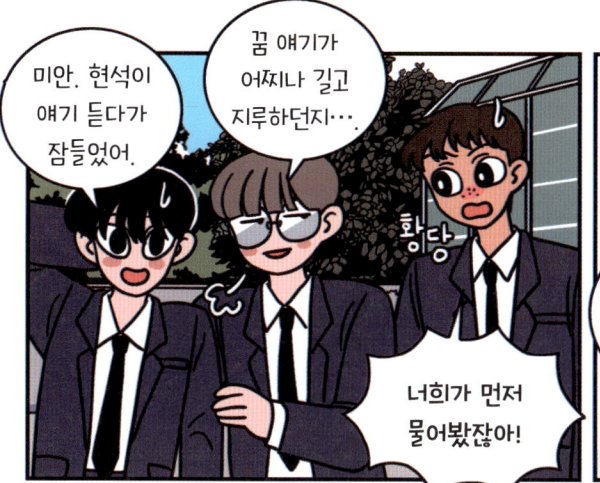
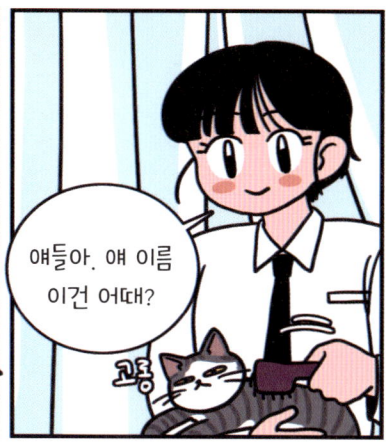
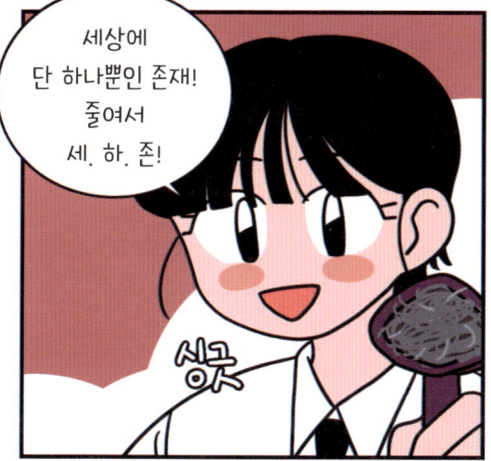
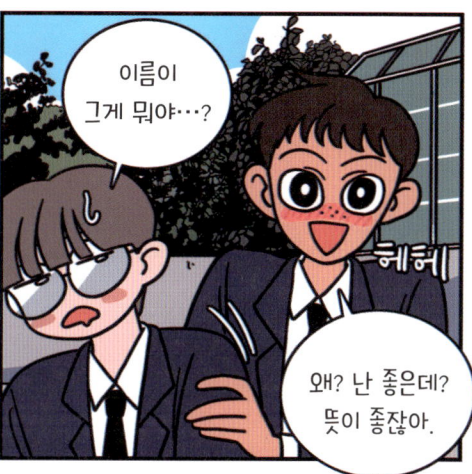
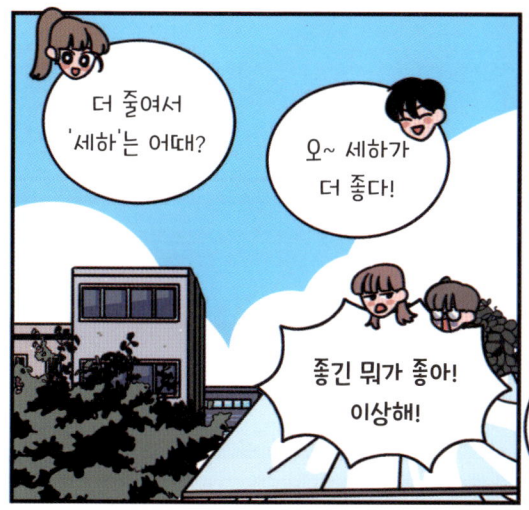
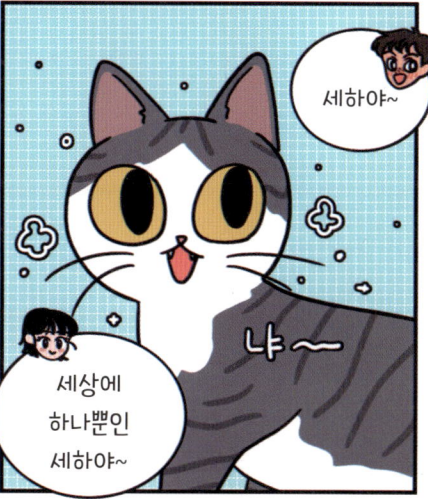

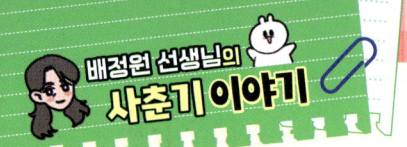

나는 내 삶의 주인

사랑하는 여러분, 지금 여러분이 겪고 있는 사춘기 변화가 당황스러운가요? 책 속에서 서연이와 민호가 그랬듯이 사춘기 요정들의 장난 때문에 몸과 마음이 엎치락뒤치락하지요. 몸이 달라지고, 목소리가 변하고… 때로는 그 변화들이 너무 빨라서 당황스럽죠. 여드름이 나고, 땀 냄새가 나고, 기분이 오락가락할 수 있어요. 이런 변화들은 모두 여러분이 멋진 어른으로 성장하는 과정이에요. 하지만 누구나 거치는 자연스러운 여정이고, 사춘기 요정들이 장난을 친다고 생각하면 재미있게 느껴지고 좀 안심이 되지 않나요? 서연이와 민호, 그리고 그들의 친구들이 그랬듯이요.

부모님이나 선생님과 의견이 자주 다를 수도 있고 그들을 이해하기 어려울 때도 있겠지만, 그런 감정이나 생각들도 나쁜 게 아니에요. 나를 더 잘 알아가는 과정이랍니다. 앞으로 어른이 될 때까지, 아니, 어른이 되어서도 계속 실수하고 실패도 할 거예요. 하지만 그것은 여러분에게 소중한 경험으로 남고, 더 단단한 마음으로 살아갈 힘을 줄 거예요.

여러분의 청소년기가 두렵거나 불안한 시기가 아닌, 나를 발견하고 성장하는 즐거운 여정이 되길 바라요. 여러분은 혼자가 아니에요. 함께 가고 있는 시끌벅적한 사춘기 요정 친구들을 잊지 말고, 건강한 몸과 마음으로 자신의 삶을 힘차게 살아가세요! '내 삶의 주인은 나'라는 것을 잊지 마세요.

💌 생각 키우기 | 나다운 성장

우리는 모두 각자 개성이 있고 세상에 하나밖에 없는 특별한 존재예요. 키, 몸무게, 생김새가 저마다 다르고, 그래서 더 아름답지요. 남들과 비교할 필요 없어요. 나만의 속도로 성장하기 위해 나의 장점을 발견하고, 사랑하는 연습을 해 보길 바랍니다. 자신의 방식으로 감정을 표현하고 조절하는 법을 배워 가면 됩니다.

나다운 모습 그대로 세상과 소통하면서, 편안하게 성장해 나가세요. 나의 페이스를 존중하고, 나만의 방식으로 세상을 만나세요. 그 과정에서 나를 있는 그대로 사랑해 주세요. 지금 모습 그대로 충분히 멋지고 소중한 사람이에요!

💌 사춘기 상담 | 내향적인 성격인데, 당당하지 못하다는 이야기를 들을까 봐 억지로 외향적인 척을 하는 게 힘들어요.

내향적인 사람은 깊이 생각하고, 신중하게 판단하며, 혼자만의 시간을 통해 에너지를 충전하는 아주 멋진 특성이 있습니다. 조용히 대상을 관찰하고 누군가의 말을 경청하는 능력은 정말 소중한 장점이에요. 내면의 깊이 있는 생각과 풍부한 상상력은 친구만의 특별한 강점이랍니다.

'당당함'의 진짜 의미는 무엇일까요? 당당함은 '외향적'이라고 말하는 특징과는 달라요. 꼭 큰 소리로 말하고 활발하게 행동하는 것만을 의미하지 않지요. 자신의 성격을 있는 그대로 받아들이고 인정하는 것도 당당한 모습이고, 큰 소리를 내지 않고 자신의 의견을 정확히 전달할 수 있는 것이야말로 멋진 당당함이라고 할 수 있어요.

에필로그

안녕!
우리들의 사춘기

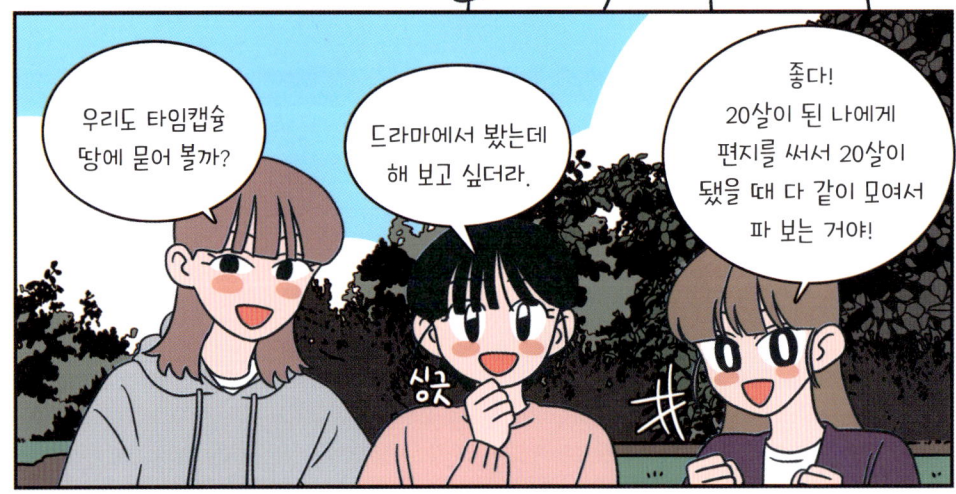

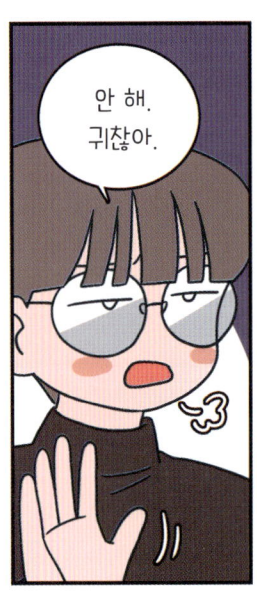

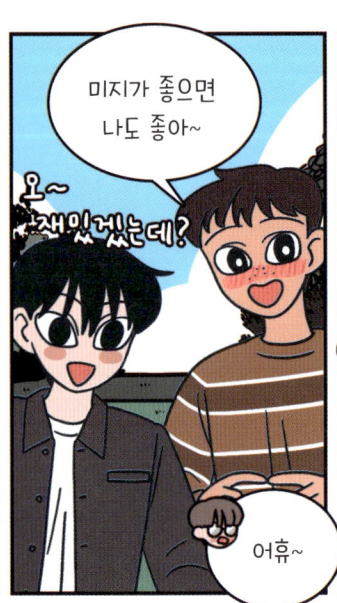

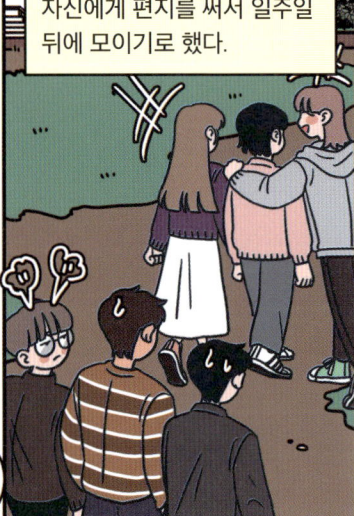

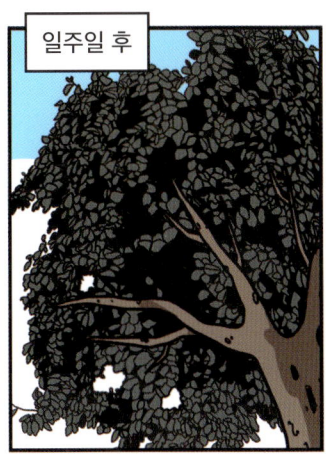
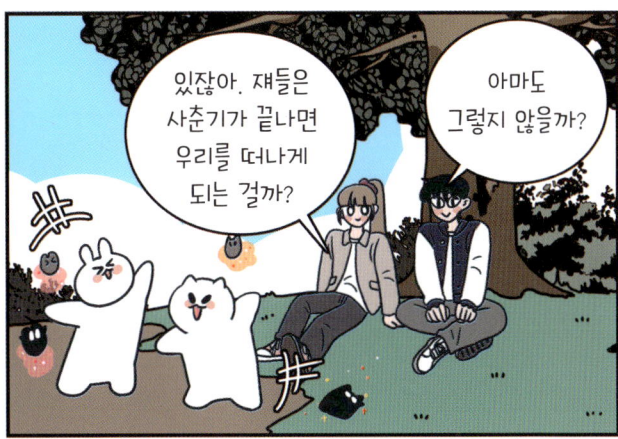
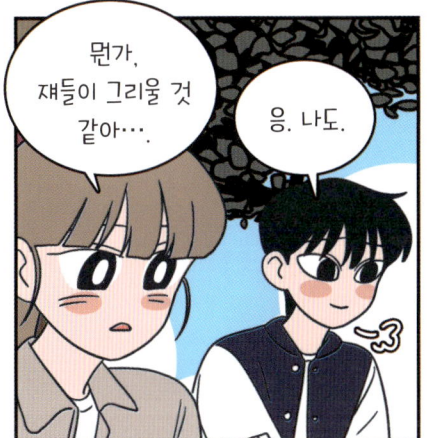
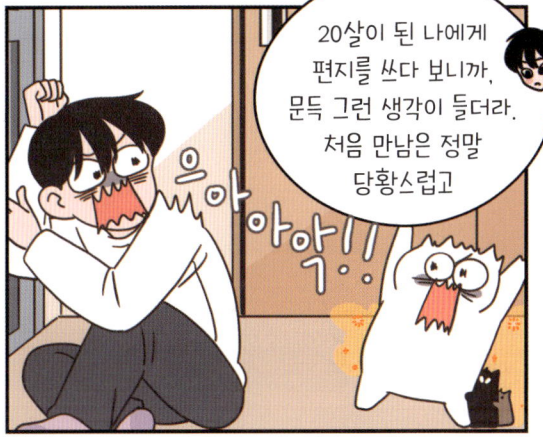
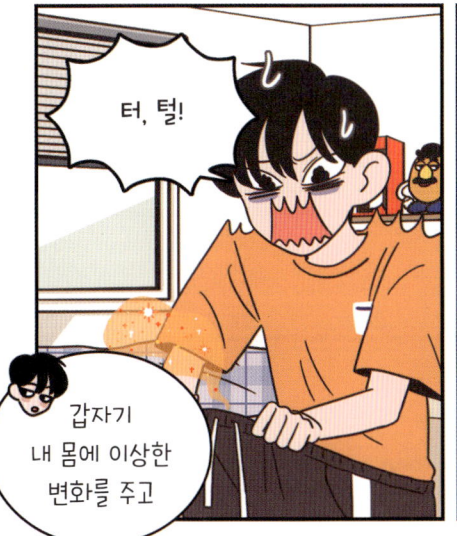
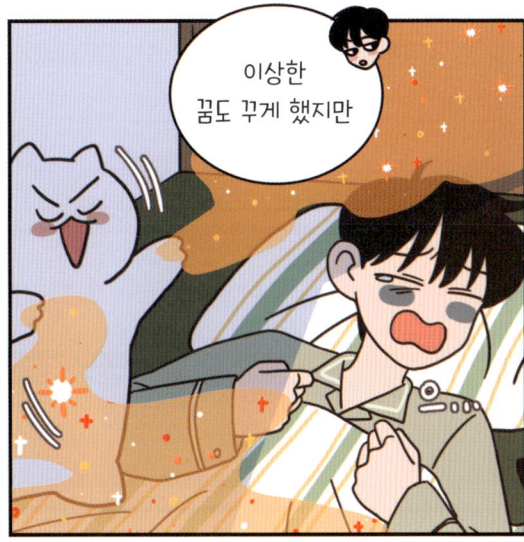

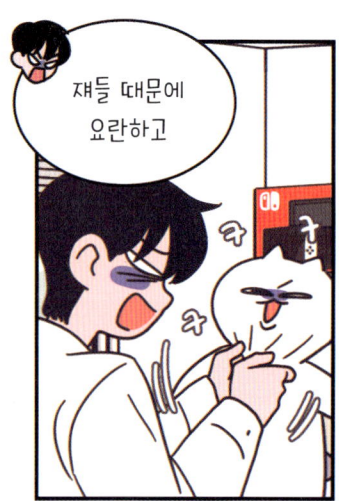
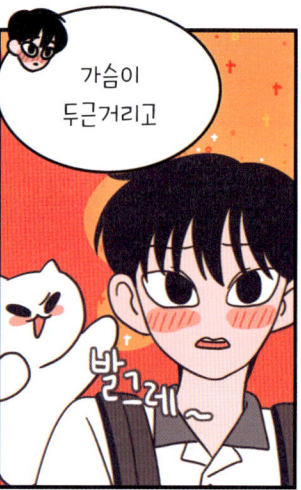
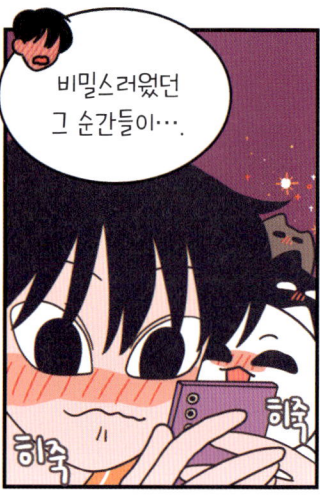
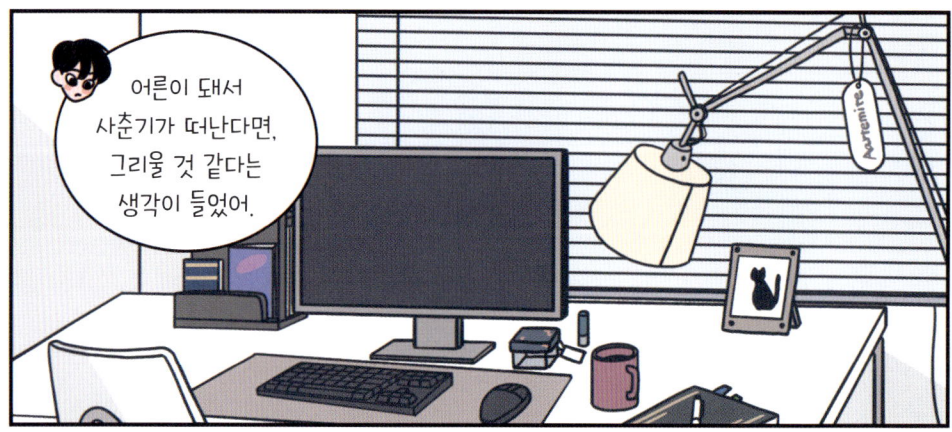
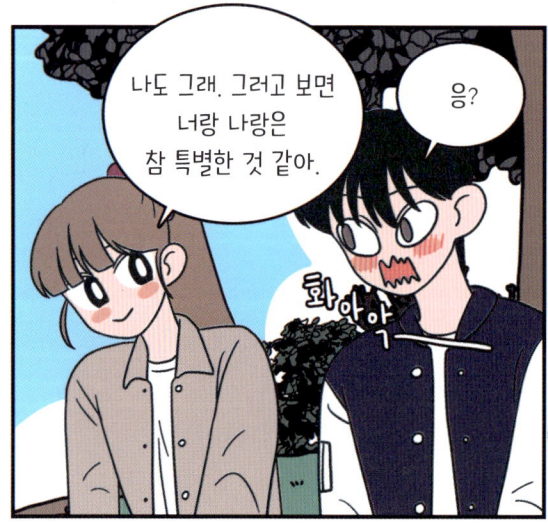
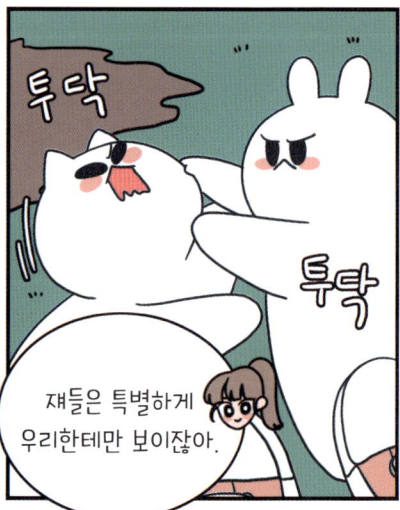

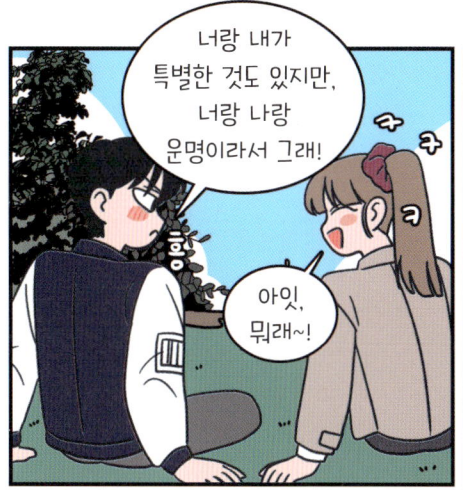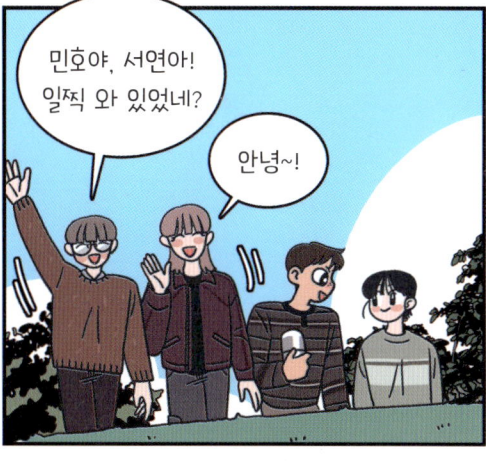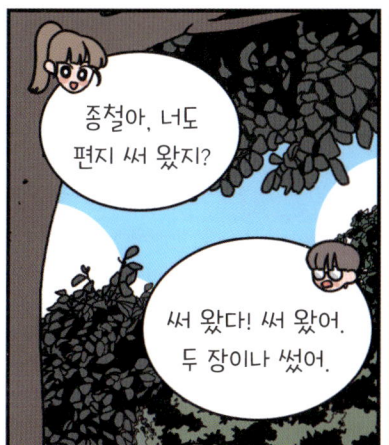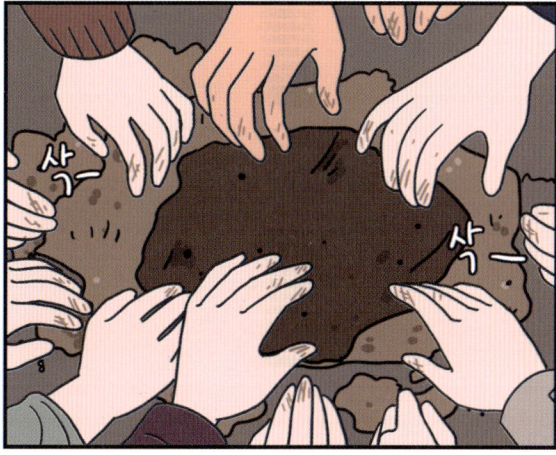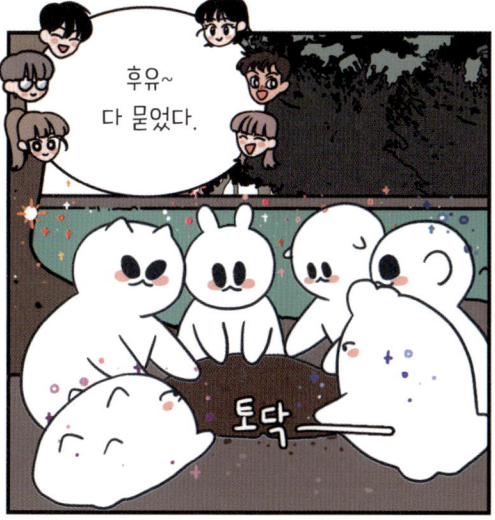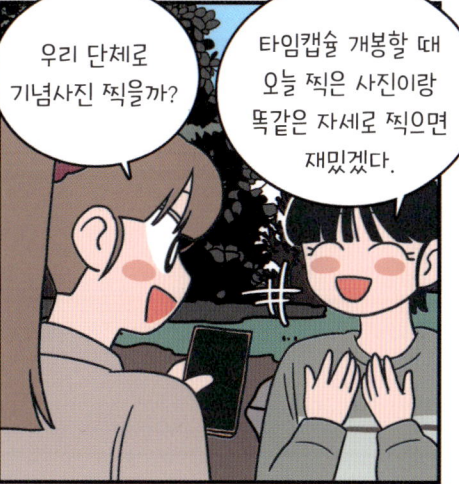

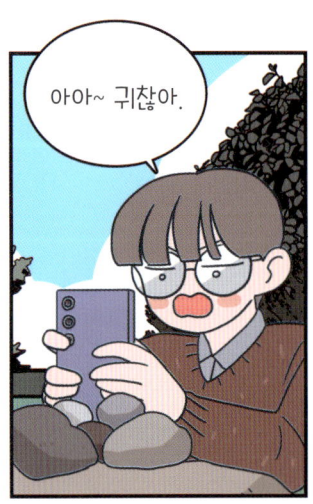
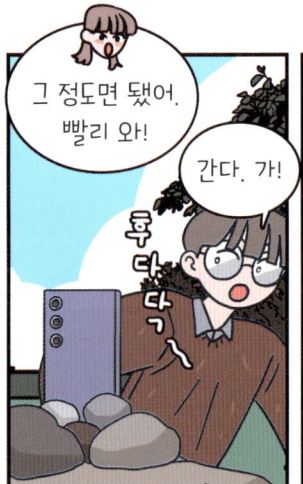
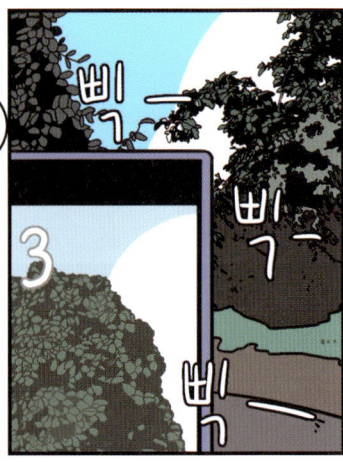

그리고 어느 날, 사춘기들이 우리 곁을 완전히 떠나고 시간이 흘러….

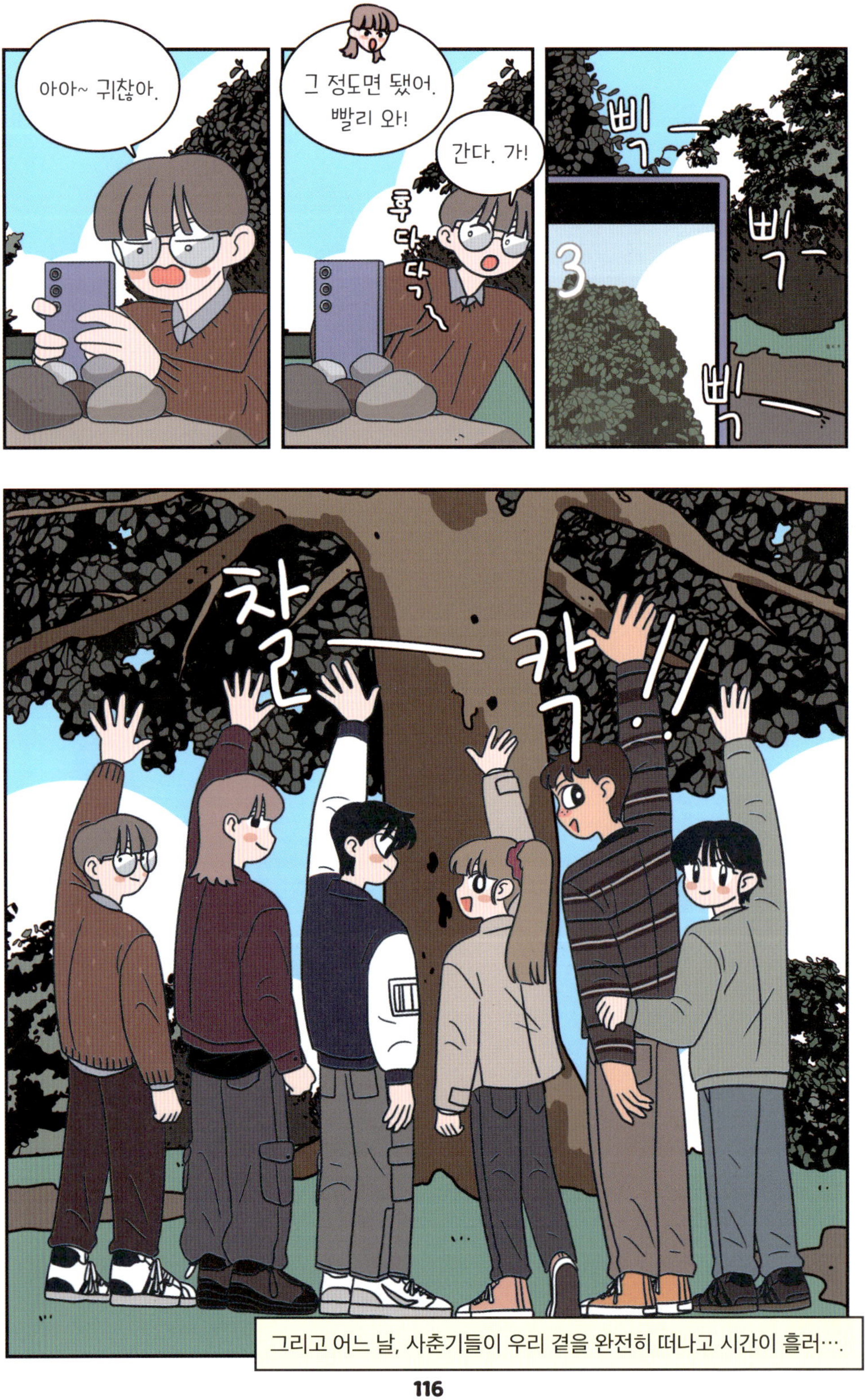

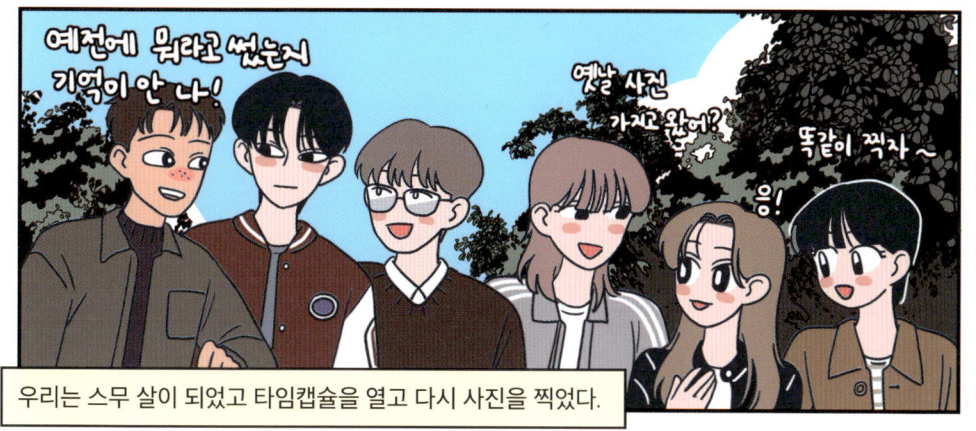

우리는 스무 살이 되었고 타임캡슐을 열고 다시 사진을 찍었다.

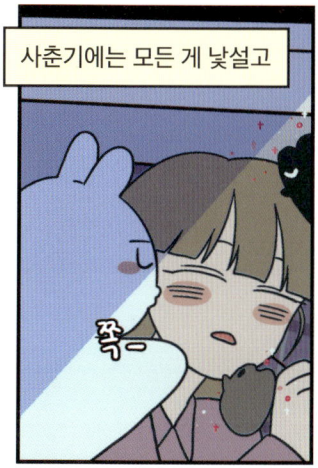

사춘기에는 모든 게 낯설고

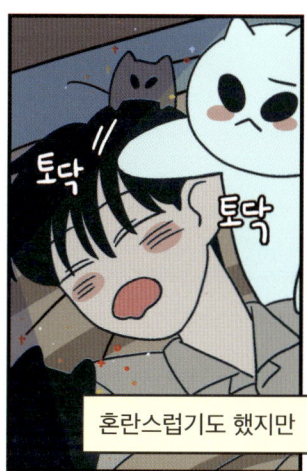

혼란스럽기도 했지만

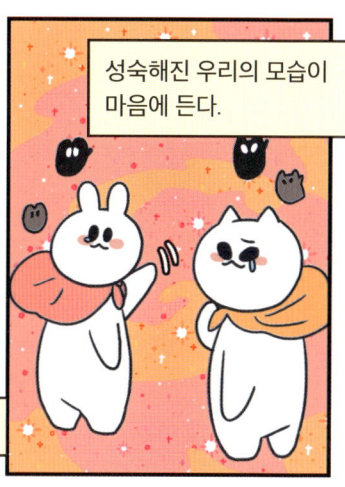

성숙해진 우리의 모습이 마음에 든다.

안녕, 사춘기야! 행복하고 고마웠어.
다른 아이들도 사춘기 요정을 만나서 찬란하고 건강한 어른이 되기를….

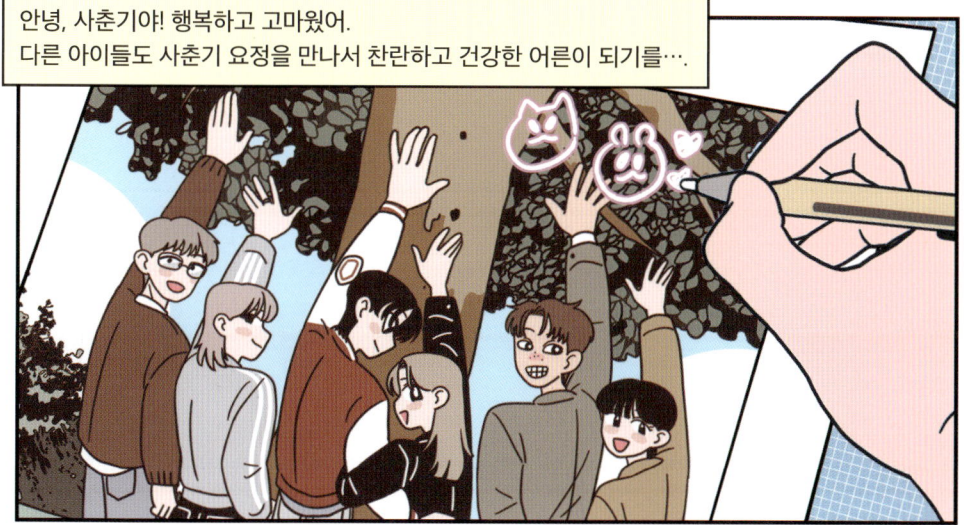

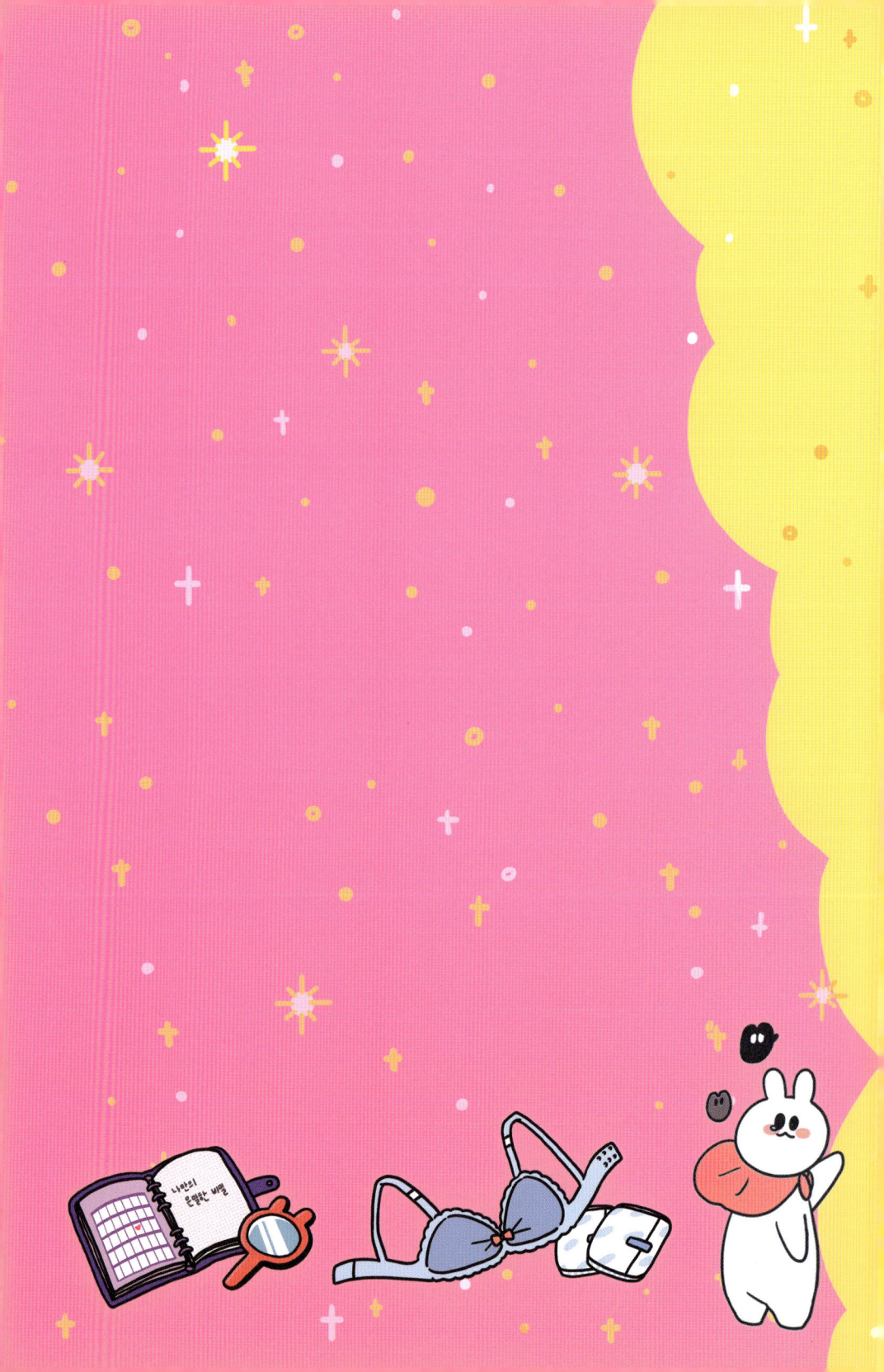

사춘기 돋보기

사춘기 생활에 도움이 되는 정보를 살펴봐요!

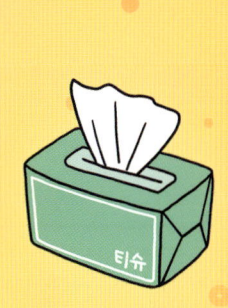
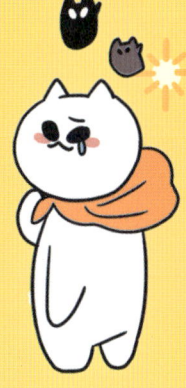
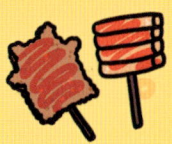
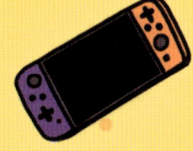
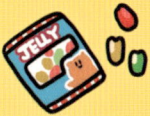

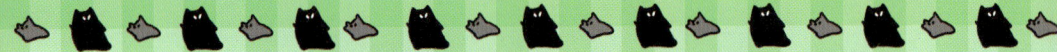

자존감을 키우는 7가지 좋은 방법

자존감은 '나를 사랑하고 믿는 힘'이라고 할 수 있어요. 이런 마음은 하루아침에 생기지 않아요. 매일 조금씩 연습하면서 키워 나가는 거지요. 자존감은 내가 힘들어하는 순간을 이겨낼 수 있게 해 주고, 나만의 속도로 무언가를 해 나갈 기운을 줘요. 결국, 나를 더 행복한 사람으로 만들어 주는 거죠.

1. 매일 거울을 보며 칭찬하기
- "난 충분히 멋져!"라고 말해 주세요.
- 내 얼굴에서 예쁜 부분(눈, 미소 등)을 찾아보세요.

2. 작은 성공 경험을 쌓기
- 책 한 페이지라도 읽기, 책상 정리하기처럼 작은 성공 경험을 쌓으세요.
- 성공할 때마다 "나 할 수 있잖아!"라고 자신감을 느껴 보세요.

3. "아직"이라는 말 사용하기
- "난 못해." 대신 "아직 잘 못하지만 배우고 있어."라고 말해 보세요.
- "망했어, 실패했어." 대신 "아직 성공하지 못했지만, 도전 중이야."라고 다독이세요.

4. 나만의 장점 목록 만들기
- 친구들을 잘 배려하는 마음, 밝은 미소 등 나의 장점을 떠올리세요.

5. 작은 칭찬으로 마음을 북돋우기
- "오늘 일찍 일어났네! 잘했어!"처럼 사소한 일에 기뻐해 보세요.

6. 나만의 특별함을 발견하기
- '나는 다른 사람들보다 옛날 노래를 많이 알아.', '나는 상상력이 풍부해.'처럼 남들과 다른 나만의 매력이나 특성을 생각해 보세요.

7. 내가 좋아하는 일에 시간 투자하기
- 노래, 그림, 게임 등 내가 즐거운 일을 하며 기쁨을 느끼세요.

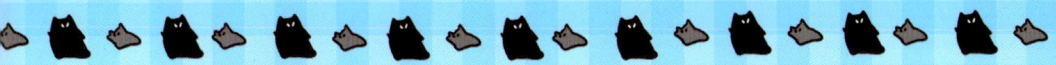

차별 없는 세상을 만드는 첫걸음

우리는 매일 다양한 사람들과 만나고 소통하며 살아갑니다. 그 속에서 배경, 정체성, 혹은 상황으로 인해 차별받을 수 있는 소수자와의 공존은 단순한 선택이 아니라 필수적인 가치입니다. 차별 없는 세상은 거창한 말보다 일상 속 작은 실천에서 시작돼요. 아래 내용은 누구나 실천할 수 있는 구체적인 방안들로, 서로의 다름을 존중하고 평등을 만들어가는 첫걸음이 될 거예요.

1. 차별적 언어나 혐오 표현 사용하지 않기

2. 소수자에 대한 농담이나 비하 발언 제지하기

3. 다양한 문화와 정체성에 대해 열린 마음으로 배우기

4. 차별적 상황을 목격했을 때 방관하지 않고 연대하기

5. 모든 사람이 평등하게 기회를 얻을 수 있는 환경 만들기

6. 소수자의 목소리에 귀 기울이고 그들의 경험을 이해하려 노력하기

7. 제도적 차별을 없애기 위한 사회적 변화 지지하기

8. 서로의 차이를 이해하고 존중하는 태도를 기르기

9. 소수자 권리 보호를 위한 법적, 제도적 장치 이해하기

10. 차별받는 이들과 연대하고 지지하는 태도 취하기

어린이 분야 최초 ✓✓
MBTI 성격 유형 만화 시리즈! ★총 5권★

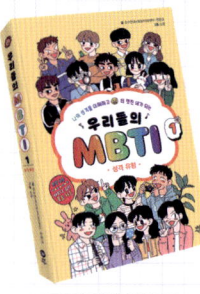
❶ 성격 유형

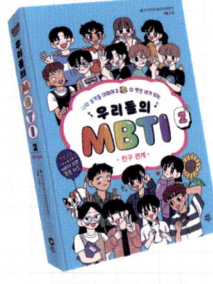
❷ 친구 관계

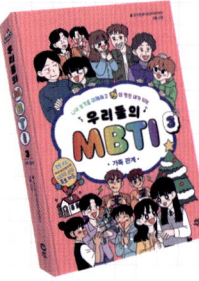
❸ 가족 관계

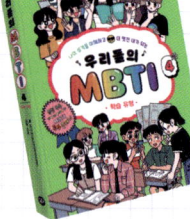
❹ 학습 유형

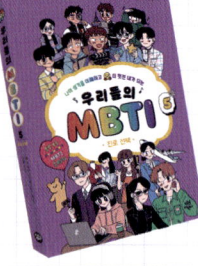
❺ 진로 선택

<우리들의 MBTI> 친구들을 찾아라!

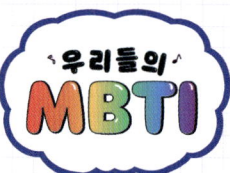

<우리들의 사춘기> 본문 만화에는
<우리들의 MBTI> 시리즈 주인공들이 숨어 있어요.
만화에 깜짝 등장하는 MBTI 친구들을 찾아보며
다시 읽어 보세요!

tvN 《유 퀴즈》 화제의 성교육 전문가
배정원 교수의 사춘기 학습만화 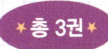 총 3권

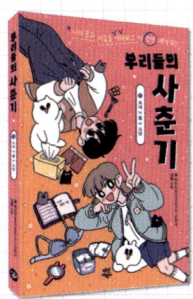

❶ 소녀 X 몸 X 소년

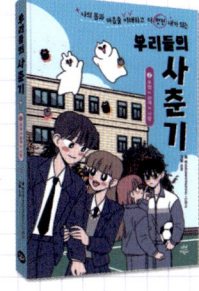

❷ 우정 X 관계 X 사랑

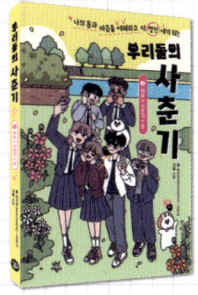

❸ 마음 X 자존감 X 꿈

너의 사춘기를 응원해!

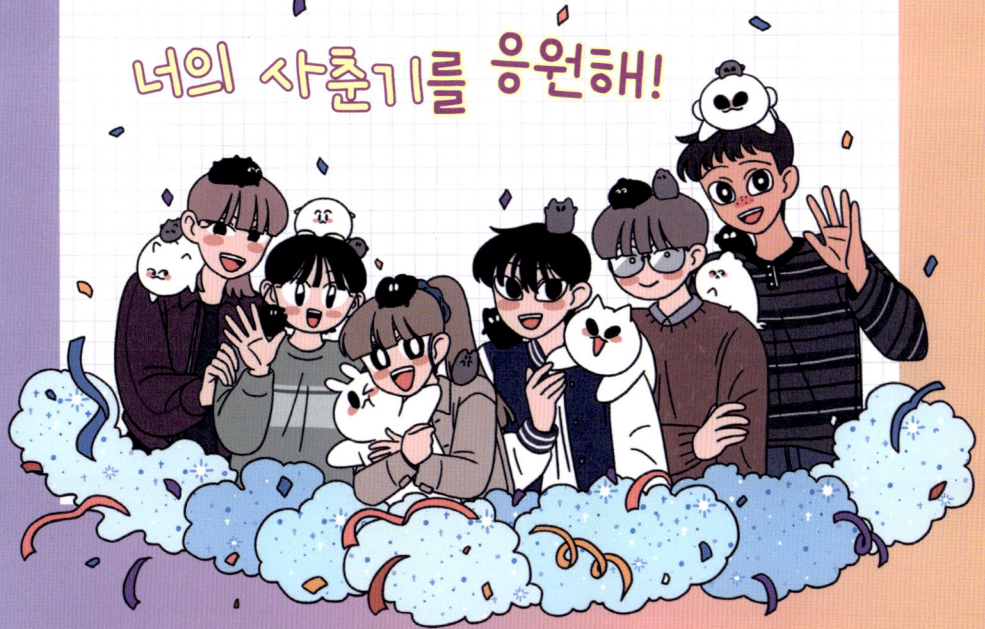

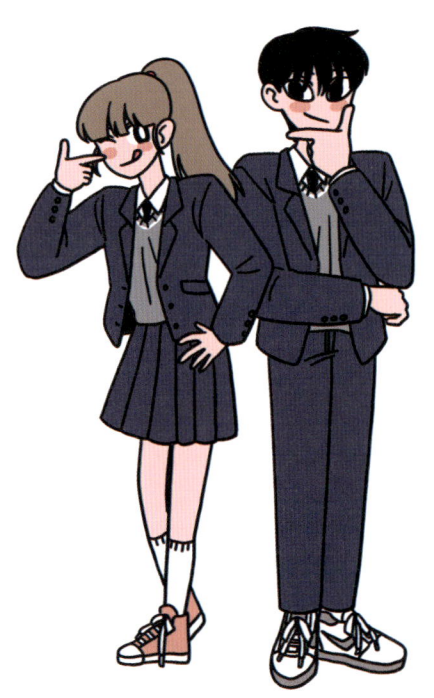